心脏康复系列丛书

心脏康复
营养处方

主编　耿庆山　刘英华

副主编　马欢　唐林志

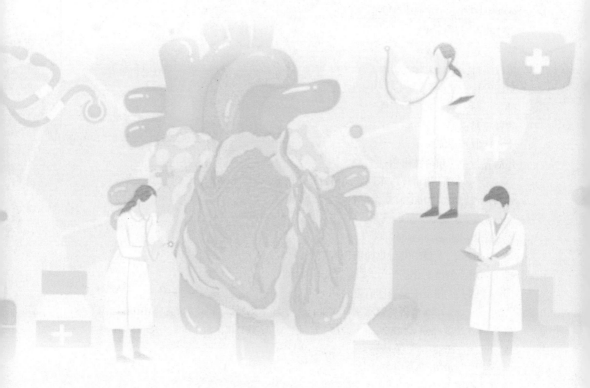

SPM
南方传媒　｜　广东科技出版社
全国优秀出版社

· 广州 ·

图书在版编目（CIP）数据

心脏康复营养处方 / 耿庆山，刘英华主编. —广州：广东
科技出版社，2023.8（2024.6重印）
（心脏康复系列丛书）
ISBN 978-7-5359-8098-4

Ⅰ.①心…　Ⅱ.①耿…②刘…　Ⅲ.①心脏病—康复医学
Ⅳ.①R541.09

中国国家版本馆CIP数据核字（2023）第108978号

心脏康复营养处方
Xinzang Kangfu Yingyang Chufang

出 版 人：严奉强
策　　划：刘　耕
责任编辑：邹　荣　刘晋君
封面设计：刘　萌
插　　图：罗　莉　彭春霞
责任校对：陈　静
责任印制：彭海波
出版发行：广东科技出版社
　　　　　（广州市环市东路水荫路11号　邮政编码：510075）
销售热线：020-37607413
https://www.gdstp.com.cn
E-mail：gdkjbw@nfcb.com.cn
经　　销：广东新华发行集团股份有限公司
排　　版：创溢文化
印　　刷：广州市东盛彩印有限公司
　　　　　（广州市新塘镇太平洋工业区太平洋十路2号　邮政编码：510700）
规　　格：787 mm×1 092 mm　1/16　印张7.5　字数150千
版　　次：2023年8月第1版
　　　　　2024年6月第3次印刷
定　　价：69.80元

序　言

心脏康复是一种涵盖心脏疾病全程管理的医疗服务，是以患者为中心创建的集评估、干预、再评估于一体的疾病管理模式。其内容覆盖Ⅰ期、Ⅱ期和Ⅲ期康复，Ⅰ期康复是院内康复，Ⅱ期康复是出院早期的门诊康复，Ⅲ期康复是预防疾病复发的居家康复。干预手段包括药物、运动、营养、社会心理、行为干预等。我们在推动心脏康复的过程中，要树立大康复和大健康的理念，搭建我国心血管疾病一级预防、二级预防和老年医养的大平台，彻底改变医疗服务被动和碎片化、断裂化的现状，构建完整的医疗服务链。

最近10年，我国心脏康复得到快速发展，目前全国已获得CDQI[*]国家标准化心脏康复中心认证的医院有将近300家，并有1 300余家医院已申请CDQI国家标准化心脏康复中心认证，这意味着在未来1～2年，我国心脏康复中心的数量将增加千余家。在我国心脏康复得到快速发展的今天，心脏康复的质量控制至关重要，培训的需求巨大且紧迫。运动处方是心脏康复质控管理的重要一环，但却是临床心血管医生最生疏的领域。近两年我走访了全国很多家心脏康复中心，在考察中发现，心血管病的运动康复缺少质量控制，患者依从性很差，运动处方无法达到心脏康复的治疗要求。只有使心脏康复的专业人员接受运动生理学、运动训练学、运动心理学、运动心脏病学等学科的系统

---

[*] CDQI（cardiovascular disease quality initiative）：全国心血管疾病管理能力评估与提升工程。

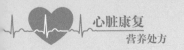

培训，积极培养高水平心脏康复专业治疗师，才能提升我国心脏康复的整体质量。本丛书涵盖心脏康复的大部分内容，包括心肺运动试验、运动处方、心理处方、营养处方的制订和患者的健康教育等，不失为心脏康复从业者的一套重要参考书籍。

做好心血管疾病的预防和康复功在当代，利泽千秋，但不可急功近利。发展我国的心血管疾病预防和康复事业，需要理想，需要精神，需要付出。我们这一代心脏康复人，将通过自己的奉献与奋斗，为我国心血管疾病的预防和康复事业打好坚实基础。

胡大一

2023年5月

目　录

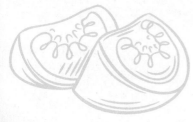

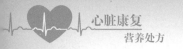

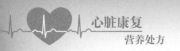

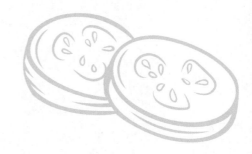

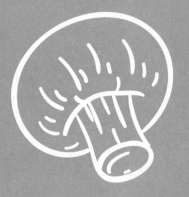

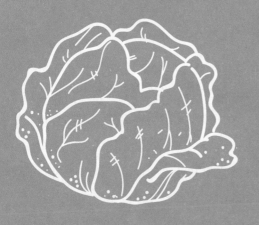

第一章

心血管疾病患者营养康复评估流程

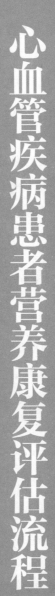

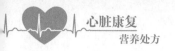
世界卫生组织对心脏康复的定义为：通过综合的整体康复医疗，改善因心血管病引起的心脏和全身功能低下，预防心血管事件的再次发生，以达到改善生活质量，回归正常社会生活的目的。心脏康复是融合了心血管医学、运动医学、营养医学、心身医学和行为医学等多学科的交叉学科，为心血管病患者在急性期、恢复期、维持期以及整个生命过程提供生物-心理-社会综合医疗干预和风险控制，涵盖心血管事件发生前的预防和发生后的治疗与康复，贯穿整个心血管疾病的预防和治疗。近十年，在以胡大一教授为首的专家们的带领下，我国心脏康复蓬勃发展，大量心脏康复中心成立，越来越多的心血管疾病患者走进心脏康复中心，加入心脏康复计划。

营养处方作为心脏康复的五大处方之一，在心脏康复中起着不可或缺的作用。国务院发布的《健康中国行动（2019—2030年）》将"合理膳食行动"列为重大行动之一，《国民营养计划（2017—2030年）》中明确提出"定期修订和发布居民膳食指南"等，说明居民应该根据膳食指南进行饮食结构的调整。全球疾病负担研究显示，不合理膳食是中国人疾病发生和死亡的最主要因素。对心血管疾病患者而言，调整饮食结构更为重要和迫切，营养处方变得尤为重要。

心脏康复的营养处方应首先从正确的营养评估开始。"未病先防，既病防变"，伴随着慢性疾病的增长，长期持续的营养评估是营养处方的基础，是疾病预防的关键。营养评估的常用方法包括膳食调查、能量消耗测定、体格测量、体能测量、生化检测、临床（营养缺乏病）检查和综合评价。通过营养评估尽早发现患者存在的营养问题，及时给予干预措施，有利于促进患者尽快康复。在国内外医疗行业中，营养评估已成为诊疗的常规工作，很多医院管理标准将其纳入测量要素，并在营养评估后制订针对性的饮食指导和营养处方。心血管疾病患者需要合理膳食，坚持低盐、低脂、低糖的饮食原则，以控制和逆转动脉粥样硬化等的发生、发展，也可以降低发生其他疾病的可能性。合理的膳食模式对维持机体健康、预防慢性疾病相当重要，我们需要以循证为依据，更新膳食指导，以预防慢性病为目标，全方位引导健康的生活方式，促进心脏康复，推动健康中国行动的落实。

第一节　人体测量

一、体重指数（BMI）

体重指数（body mass index，BMI）是评价胖瘦的主要指标，其计算公式为：BMI＝体重（kg）/身高（m）^{2}。

1. 身高测量

被测者赤足，足底与地板平行，足跟靠紧，足尖外展60°，背挺直，上臂自然下垂。测量者立于被测者的右侧，将测量用的滑板底与被测者的颅顶点接触，读数记录被测者的身高，以cm为单位（图1-1）。

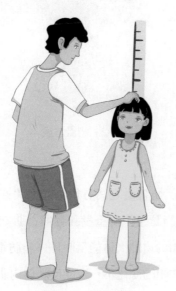

图1-1　测量身高

2. 体重测量

以kg为单位。体重是客观评价人体营养和健康状况的重要指标，各年龄段人

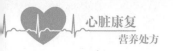
群每天都应该进行适度活动，保持健康体重。体重过轻一般反映能量摄入相对不足或营养不良，可能导致机体免疫力下降，增加疾病发生的风险。体重过重则一般反映能量摄入相对过多或身体活动不足，显著增加2型糖尿病、心血管疾病、某些癌症等的发生风险。

　　家中常备一个体重秤，不仅能随时了解自己的体重变化，还能监督家人控制体重。进行体重测量（图1-2）的注意事项：①清晨空腹，排空二便；②穿轻便衣服，脱鞋；③一般称量两次，精确到10 g。

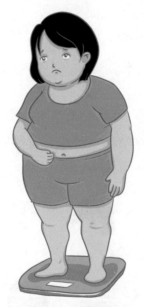

图1-2　测量体重

3．BMI评价标准

　　一般人群BMI和人体脂肪含量之间有很好的相关性，可以间接反映人体脂肪含量。人的体重包含身体脂肪组织的重量和骨骼、肌肉、体液等非脂肪组织的重量。对大多数人而言，BMI的增加大体能反映体内脂肪重量的增加，但对于运动员等体内肌肉比例高的人，BMI的变化不一定能反映体内脂肪重量的增减。

　　我国健康成年人（18～64岁）的BMI应在18.5～23.9（表1-1）。65岁以上老年人不必苛求体重和身材如年轻人一样，从降低死亡率的角度考虑，老年人适宜的BMI应该略高（20～26.9）。

表1-1　我国成年人体重分类

分类	BMI
肥胖	BMI≥28.0
超重	24.0≤BMI<28.0
体重正常	18.5≤BMI<24.0
体重过低	BMI<18.5

二、腰围

腰围常被用来衡量腹部的肥胖程度，特别是对于BMI在正常范围，但腹部脂肪过多者，腰围超标可以作为诊断肥胖的独立指标。粗腰身材即腹型肥胖，对健康的危害非常大。腹部脂肪包括内脏脂肪和皮下脂肪（图1-3）。其中，内脏脂肪的代谢活性高于皮下脂肪，与胰岛素抵抗、心脏代谢疾病的关系更密切。腰腹部集中了肾脏、胰腺、肝脏等重要器官，如果内脏脂肪过多，就会威胁内脏的健康。

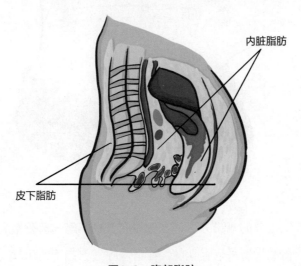

内脏脂肪

皮下脂肪

图1-3　腹部脂肪

《第五次国民体质监测公报》显示，21世纪以来，中国人肥胖和超重率大幅增长。以北京为例，女性腰围从2012年的79.6 cm，增长为2014年的81.4 cm，增速超过美国。《肥胖》上的一则研究指出，在我国，约2.77亿名成年人属于粗

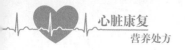

腰体型。一项研究显示腰越粗的人，其发生冠心病、急性冠心病事件及死于冠心病的风险越高。与不属于腹型肥胖的人相比，腰粗的肥胖人群，腰围每增加9.5 cm，其发生冠心病、急性冠心病事件和死于冠心病的风险将分别增高29%、30%、32%。而来自伊朗德黑兰医科大学的研究人员对腰围、臀围、大腿围、腰臀比等中央肥胖指数与死亡风险间的相关性进行研究，发现人们的腰围每增加10 cm，其全因死亡风险便会增加11%。美国癌症协会的研究人员在1997—2006年间跟踪研究了10多万人的健康状况，被研究人员的年龄均在50岁以上，结果发现，无论男女，无论体重如何，腰围粗的人都更容易患病死亡。而世界癌症研究基金会则发布报告称，腰围每增加1 in（1 in＝2.54 cm），患癌症的风险就会增加8倍。所以，腰围过粗是病态，而不是富态。

你的腰围是否在正常范围呢？先别急着掀起衣服测腰围，方法不对，数字也会不准确哦。来看看怎样才是科学又正确的测腰围方法吧（图1-4）。

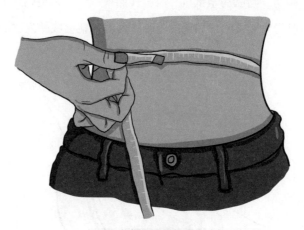

图1-4　测量腰围

世界卫生组织推荐的测量方法是：选择肋骨最下缘与胯骨最高点的连线中点作为测量点，让被测量者采取直立位，在平静呼气状态下，用软尺水平环绕于测量点进行测量。即站直，平静呼吸，找到腰部最细的位置，用软尺水平绕一圈测量，软尺要紧贴皮肤，但是不要用力勒软尺。

要是太胖了找不到腰最细的地方，怎么办？可以试试下面2个方法。方法一：在肚脐上方2～3 cm（大概两根手指宽）的地方，用软尺水平绕一圈，紧贴皮肤但是不要用力。方法二：找到两侧肋骨在胸前的交汇处，再找到该处与肚脐连线的中点，水平绕一圈。世界卫生组织指出，当男性腰围≥102 cm、女性腰围≥88 cm时，其出现代谢性并发症的风险就会增加。而不同人种的高危腰围界值也不同，我国为男性≥85 cm、女性≥80 cm。即使测出腰围超标也别灰心，这是身体在提醒你：你的生活方式该改善了！需要注意的是，只要符合这个标准，就证明是健康腰，但并不是数字越小越好。太细的腰也对身体不好，所以普通人不必盲目追求"A4腰""巴掌腰""蚂蚁腰"，健康第一。

小贴士：

✪ 腰围可以反映身体的健康状况，腰围过粗不健康。

✪ 腰粗人群属于腹型肥胖，腰部囤积了过多的内脏脂肪。

✪ 我国健康腰围值：女性＜80 cm，男性＜85 cm，但并非越细越好。

三、人体成分检测内容及意义

冠心病等心血管疾病的一个高危因素就是肥胖，身体脂肪过量，特别是内脏脂肪面积（＞100 cm²）超标。因此对肥胖的判断及了解脂肪分布至关重要。通常情况下，BMI能反映出身体的肥胖程度，但由于每个人体质、体型不同或存在特殊群体，BMI存在一定的局限性，使隐性肥胖不能被发现，而这时，则需要计算脂肪重量占人体总体重的比例，即体脂率，来辅助参考。即使外形不显，体脂率超标也预示着身体的"肥胖"，应当避免。近几年，随着人体成分分析仪的出现，能够更加准确地、全面地测定人体的内部营养构成比例：水分含量和分布、肌肉含量和分布、体脂肪量、内脏脂肪面积、骨矿物质含量等，进而帮助我们得到精准的体脂率，更加准确地判定机体是否肥胖。通常情况下，成年人的健康体脂率男性为15%～20%，女性为25%～30%。如果男性的体脂率超过20%，女

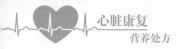
性的超过30%，那么体脂率与疾病之间的联系就会显现。但体脂率也不是越低越好，为了健康和生理功能的需要，男性必需体脂率应在3%～8%，女性必需体脂率应在12%～14%（表1-2）。必需体脂是维持肌肉、神经、重要器官工作所需的脂肪。

表1-2　成年男性、女性的健康体脂范围

性别	必需体脂率	体脂率
男	3%～8%	15%～20%
女	12%～14%	25%～30%

人体由水分、蛋白质、脂肪、碳水化合物和矿物质组成各个器官和组织。在不同疾病和营养状态下，组织、器官的水分、蛋白质、脂肪和矿物质都会有相应改变。简单的人体测量（如体重、身高、腰围等）的各个指标不能很好地反映这些成分的变化。因此，需要用检测人体成分的方法来准确地反映人体各种成分的变化，评价其营养状况。生物电阻抗法（BIA）是目前运用比较广泛的人体成分测定方法，其利用生物组织和器官的电学特性来测定人体成分，简单来说，BIA就是利用组织中的脂肪和肌肉对电流的阻力不同来获得生理学信息的无创的方法。这种技术具有使用方便、无创、精确度高和重复性好等优点，更易为患者接受，其结果也为准确评估被测试者的疾病和营养状态提供了可靠的数据。

1. 生物电阻抗法的临床运用

（1）体重管理：BIA可以直接计算出肌肉含量、内脏脂肪含量。研究显示，最好的减重是脂肪下降质量：肌肉下降质量≥2∶1。BIA可有效区分肌肉型超重和肥胖，为体重控制、减脂、肌肉训练、营养平衡和疾病诊断等提供科学有效的依据。

（2）健康检查及老年病诊断：BIA可以实现身体脂肪比例和脂肪分布的测定，可用于健康检查及高血压病、糖尿病、动脉硬化、高脂血症等老年病的诊断。

（3）营养不良的检测：疾病是导致营养不良的主要原因之一，长期透析的肾衰竭患者、癌症患者、慢性肝病患者都存在不同程度的营养不良，可用BIA长期监测这些患者的人体成分。相关研究显示，营养不良患者的细胞内液（inter cell water，ICW）在全身含水量（total body water，TBW）中的比例明显低于健康志愿者，而细胞外液（extra cell water，ECW）在TBW中的比例却明显高于健康志愿者。营养不良患者进行BIA测定的时候，肌肉含量也常常低于正常值。当营养状况改善时，细胞内液、细胞外液的情况就会改善，并往往先于血清蛋白发生变化，随后肌肉量也会增加。

（4）人体水分的监测：对肾脏透析患者而言，身体内水分如何是评估透析是否完全的重要指标。传统对比方法是每次透析前后进行体重的称量。而BIA可以直接计算出细胞外液与总含水量的比值（ECW/TBW），肾脏透析患者ECW/TBW在透析之前较正常人高，如果透析后测定ECW/TBW接近正常范围，则表明透析后人体水分达到均衡状态。如果透析后ECW/TBW仍然比较高，则需要重新调节过滤量，并重新设置干体重。目前在国外已经使用ECW/TBW来判断干体重，这比传统的方法更加快捷简便。肝硬化失代偿期的患者常常会有水钠潴留，如腹水、下肢水肿等。使用多频节段电阻抗测定人体成分，能避免因水肿、腹水而造成的体重增加对结果的影响，通过测量ICW和ECW，判断腹水时水分分布的情况，腹水越严重，则细胞外液比例越高，细胞外液比例可以作为肝硬化严重程度的监测指标，同时有助于客观地评价机体的营养状态和能量消耗。

（5）评估预后：对于糖尿病患者，如果下肢肌肉较正常减少，则不利于血糖的控制；用于评估胃动力学、检测乳腺癌以及进展性小细胞肺癌分期与预后指标等研究，但临床上的应用价值尚不明确。

（6）评价理疗康复的效果，指导科学训练、科学康复、科学营养。

（7）评价儿童、青少年的生长发育情况。

2．测试时注意事项

（1）空腹检查，如果不能空腹则需要进食后至少2 h及禁水1 h后进行测试。

（2）检查前排空大小便。

（3）检查前不能进行运动或其他的体力活动，在运动、淋浴、桑拿后不宜立即测量。

（4）女性经期不宜测量。

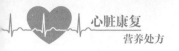
（5）体内植入心脏起搏器者不能进行人体成分测试。

（6）检查前仅穿着内衣裤，并脱去鞋袜。

（7）手、足部干燥的人可以涂抹少许润肤露，四肢紧触电极片。

通过人体成分分析仪测试，可以直观地了解身体目前的状况，发现隐性肥胖，制订营养改善的目标，为饮食营养治疗和运动治疗提供依据。

第二节　膳　食　评　估

膳食评估是患者营养状况评价的一个重要组成部分，其目的是通过各种不同的膳食调查方法对患者的食物摄入量进行调查、评估，评定各种营养的摄入程度。膳食调查的方法可以分为记录法和询问法，记录法又分称重记录法和估计记录法，询问法又分膳食回顾法、膳食史法和食物频率法（食物频数法）。这里仅介绍常用的四种方法。

一、称重记录法

称重记录法是运用日常的各种测量工具对食物进行称重（图1-5），从而了解患者所摄入的食物量。每餐食用前对各种食物及时进行称重并记录，吃完后还要将剩余或废弃部分再次称重并加以扣除，从而得出准确的个人食物摄入量。调查时还要注意记录三餐之外所摄入零食的称重情况。称重记录法是最准确的一种调查方法，但需要使用称量工具，应用时容易受

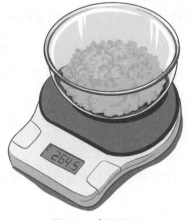

图1-5　食物称重

到一定的限制，在临床营养工作中主要用于代谢试验膳食和一些特殊患者的膳食评估。

二、估计记录法

该方法不需要使用量具，但需对食用的所有食物按照份额大小进行估算并记录。份额大小可以描述为使用的各种器皿，如碗、杯、盘等。该方法需要使用者准确地掌握厨房中各种器皿所承载的每份额食物所对应的食物生重及食物配料比例。用估计记录法获取患者所进食的各种食物的重量后可通过计算机软件或食物成分数据库对患者的营养素摄入量进行计算和评价。临床营养工作中一般连续记录3天，计算平均每天摄入量，特殊情况下需要每天记录并计算每天摄入量，也可对每餐进行评价。图1-6举例介绍了如何用手掌法评估膳食摄入情况。

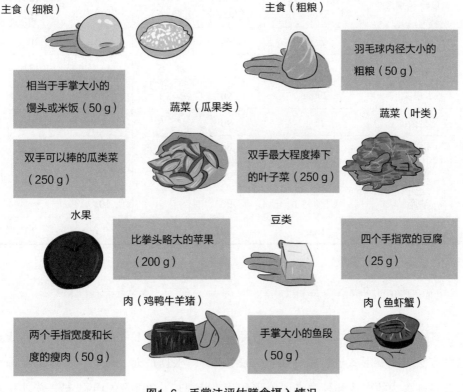

图1-6　手掌法评估膳食摄入情况

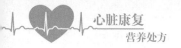
三、膳食回顾法

此法由受试者尽可能准确地回顾调查前一段时间，如前一餐、前一天或前数天的食物消耗量。询问调查前一天的食物消耗情况，被称为24 h膳食回顾法，简称24 h回顾法。该法是通过询问被调查对象过去24 h实际的食物摄入情况（即所摄入的所有食物的种类和数量），对其食物摄入量进行计算和评价的一种方法。但在实际工作中，一般选用3天连续调查法，连续3天用24 h回顾法所得结果与称重记录法相比较差别并不明显。

在临床营养工作中，可以用膳食回顾法结合食物交换份表（表1-3）对患者膳食能量及三大营养素的摄入情况进行快速评价。

表1-3　一个交换份的食物重量及营养素含量

食物类别	1单位重量 （1交换份）	能量 （kcal）	蛋白质 （g）	脂肪 （g）	碳水化合物 （g）
谷物、薯类	25 g	90	2	—	20
蔬菜类	500 g	90	5	—	17
水果类	200 g	90	1	—	21
豆类	25 g	90	9	4	4
奶类	160 mL	90	5	5	6
肉、禽、蛋类	50 g	90	9	6	—
油脂	（1汤勺）	90	—	10	—
坚果类	16 g	90	4	7	2

四、食物频率法（食物频数法）

食物频率法是估计被调查者在指定的时间内吃某些食物的频率的一种方法。这种方法以问卷形式进行膳食调查（图1-7），根据每天、每周、每月甚至每年所食各种食物的次数和种类来评价膳食营养状况。从20世纪50年代起，营养学家经过30多年的研究发展了食物频率法。在实际应用中，食物频率法可分为定性、定量和半定量3类。近年来被用于了解一定时间内的平时摄入量，以研究既往膳食习惯和某些慢性疾病间的关系。

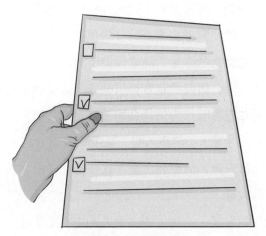

图1-7　问卷调查

在过去几十年里，食物频率法得到了广泛的应用。在流行病学研究膳食与慢性病的关系时，可以用食物频率法得到数据结果，并根据食物摄入情况，对个体进行分级或分组。与膳食回顾法相比，食物频率法调查表是标准化的，这大大减少了不同调查员之间调查的偏差。如果采用邮寄食物频率调查表进行调查，一定要附带填写说明书。

食物频率法的问卷因所列食物的不同、参考时间的不同、指定频率间隔的不同、估计食物份额的方法不同、食物频率法的管理方式的不同而有所差异。该法操作程序差别很大，在不同人群中实行也有很大不同，因此有必要验证该法在特定条件和特殊人群中应用的有效性。

食物频率法的问卷应包括两方面：一是食物名单；二是食物的食用频率，即在一定时期内所食某种食物的次数。根据调查的目的，选择被调查者经常食用的食物、含有所要研究营养成分的食物或被调查者之间摄入状况差异较大的食物进行调查。如果是进行综合性膳食摄入状况评价，则选择被调查者的常用食物；如果是研究与营养有关的疾病和膳食摄入的关系，则选择与相关疾病有关的几种食物或含有特殊营养素的食物。

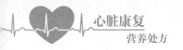
定性食物频率法调查，通常是指调查每种食物特定时期内所吃的次数，而不关注食物量、份额大小。调查期可以是几天、1周、1个月或是3个月甚至1年以上。被调查者可回答从1周到1年内的各种食物摄入次数，从每月吃1次到每天1次甚至更多。

定量食物频率法调查，可以得到不同人群食物和营养素的摄入量，并分析膳食因素与疾病的关系。食物频率法调查的食物种类取决于调查的目的，定量方法要求被调查者提供所吃食物的数量，通常借助于测量辅助物得到食物数量。采用半定量食物频率法调查时，研究者常常提供标准（或准确）的食物份额大小的参考样品，供被调查者在应答时作为估计食物量的参考。如果一个调查是为了了解某些营养素（如钙、维生素A）的摄入量，就要调查富含这种营养素的食物。为了计算这些营养素的摄入量，需要列出富含这些营养素的食物。通过估计平均食物份额大小来计算摄入量。

目前随着信息化的发展，出现了很多营养APP，能够进行患者信息的录入、评估及综合膳食指导等，给临床工作及患者随访带来了很大的便捷。

第三节　营养风险筛查

2002年欧洲肠外肠内营养学会（European Society of Parenteral and Enteral Nutrition，ESPEN）定义营养风险为"现存的或潜在的与营养因素相关的导致患者出现不利临床结局的风险"。应特别强调的是，所谓"营养风险"并不是指"发生营养不良的风险"。根据中华医学会肠外肠内营养学分会（CSPEN）《临床诊疗指南·肠外肠内营养学分册（2008版）》《临床技术操作规范·肠外肠内营养学分册》，以及CSPEN和ESPEN推荐的营养风险筛查2002（NRS2002）的定义，营养风险筛查是由临床医护人员、营养师等实施的快速、简便的方法，以决定是否需要制订和实施营养支持计划。营养评定是指临床营养专业人员通过膳食调查、人体组成测定、人体测量、生化检查、临床检验及膳食评估等手段，对患者的营养代谢和身体机能等进行全面检查和评估，以确定营养不良的类型及程度，估计营养不良所致后果的危险性，用于制订营养支持计划，考虑适应证和可能的副作用，并监测营养支持疗效。

以Kondrup为首的小组于2002—2003年在128个随机对照研究报告的基础上，发展了一个有客观依据的营养风险筛查工具，营养风险筛查2002（NRS2002），目前ESPEN和CSPEN均推荐采用NRS2002并结合临床，来判定是否有营养支持适应证。

营养风险筛查（NRS2002），总评分包括三部分的总和，即营养状态受损评分＋疾病严重程度评分＋年龄评分。具体内容见表1-4。

表1-4 营养风险筛查（NRS2002）

营养状态受损评分		得分
无（0分）	正常营养状态	
轻度（1分）	a.3个月内体重丢失＞5%；b.食物摄入为正常需要量的50%～75%	
中度（2分）	a.2个月内体重丢失＞5%；b.食物摄入为正常需要量的25%～50%；c.18.5≤BMI＜20.5	
重度（3分）	a.1个月内体重丢失＞5%；b.前一周食物摄入为正常需要量的25%以下；c.BMI＜18.5	
疾病严重程度评分		得分
无（0分）	正常	
轻度（1分）	a.髋骨骨折；b.慢性疾病有急性并发症；c.慢性阻塞性肺疾病（COPD）；d.长期血液透析；e.肝硬化；f.糖尿病；g.恶性肿瘤（除血液系统恶性肿瘤外）；h.其他	
中度（2分）	a.腹部大手术；b.脑卒中；c.重症肺炎；d.血液系统恶性肿瘤	
重度（3分）	a.颅脑损伤；b.骨髓移植；c.急性生理与慢性健康评分（APACHE Ⅱ）大于10分的ICU患者	
年龄评分		得分
0分	年龄＜70岁	
1分	年龄≥70岁	
总分		
总分≥3	患者营养不良或有营养不良风险，应结合患者的临床状况，制订营养支持治疗计划	
总分＜3	每周重复进行营养风险筛查	

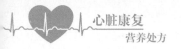

第四节　营养状况评估

一、GLIM共识

营养不良的评定（诊断）标准近年来一直在不断被修正、补充和调整。2006年，英国国家健康与临床技术优化研究所（National Institute for Health and Clinical Excellence，NICE）推出以体重指数（BMI）和饮食摄入减少为基础的营养不良评定标准。2012年，美国肠外肠内营养学会（American Society for Parenteral and Enteral Nutrition，ASPEN）发表了成人营养不良共识。2015年，欧洲肠外肠内营养学会发表了营养不良评定（诊断）标准专家共识，并在2017年"临床营养定义和术语"中进行了再次表述，但是随后遭到以临床营养研究著称的资深人士质疑。2018年9月，全球领导层倡议营养不良诊断标准共识（Global Leadership Initiative on Malnutrition，GLIM）发布，旨在结束目前成人住院患者营养不良评定（诊断）标准较为"混乱"的状况，该标准将营养不良评定（诊断）明确分为"营养筛查"和"诊断评定"两个步骤。

第一步是营养筛查，特别强调应用经过临床有效性验证的营养筛查工具对患者进行营养筛查。通常采用营养风险筛查2002（nutritional risk screening 2002，NRS2002）、营养不良通用筛查工具（malnutrition universal screening tool，MUST）和微型营养评价简表（mini-nutritional assessment short form，MNA-SF）3种筛查工具。在筛查阳性的基础上对患者进行营养不良评定（诊断）是第二步（表1-5）。

表1-5 GLIM表型和病因诊断营养不良标准

表型标准			病因标准	
非自主性体重减轻	肌肉丢失	低BMI	食物的摄入或吸收降低	疾病负担/炎症
6个月内体重减轻>5%；6个月以上体重减轻>10%	通过如双能量吸收测定法（DXA）、生物阻抗分析（BIA）、CT或MRI等评估机体肌肉丢失程度	70岁以下BMI<18.5 kg/m²；70岁及以上BMI<20 kg/m²	摄入量≤50%的能量需求大于1周，或摄入量减少超过2周，或患有任何影响食物消化、吸收的慢性胃肠疾病	急性疾病或创伤；慢性相关疾病如恶性肿瘤、慢性阻塞性肺疾病、充血性心衰、慢性肾衰或任何伴随慢性或复发性炎症的慢性疾病

　　第二步则是进行营养不良评定（诊断）和分级。供参考的营养不良评定（诊断）标准是从现有营养筛查和营养不良评定方法中获得的。为了得到当前的营养不良评定（诊断）的一组标准，采用了投票方式，对评定（诊断）标准进行排名。最终，获得前5名的标准分别是：非自主性体重减轻、低BMI、肌肉丢失（此3项属于表型标准范畴），以及食物的摄入或吸收降低、疾病负担/炎症（此2项则属于病因标准范畴）。要对营养不良作出评定（诊断），则至少需要符合1项表型诊断标准和1项病因诊断标准。如果需要对营养不良进行分级，则需要进一步利用3个表型标准对营养不良的严重程度进行等级划分（表1-6）。

表1-6 GLIM营养不良程度分级

营养不良阶段	表型标准		
	非自主性体重减轻	肌肉丢失	低BMI
阶段1：中度营养不良（满足任一表型标准）	6个月内体重减轻5%～10%；6个月以上体重减轻10%～20%	轻至中度丢失	70岁以下BMI<20 kg/m²；70岁及以上BMI<22 kg/m²
阶段2：重度营养不良（满足任一表型标准）	6个月内体重减轻>10%；6个月以上体重减轻>20%	严重丢失	70岁以下BMI<18.5 kg/m²；70岁及以上BMI<20 kg/m²

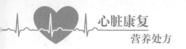

GLIM（2018）在一定程度上统一了营养不良评定（诊断）标准。明确在营养筛查的基础上，分别利用表型标准和病因标准对患者营养不良进行评定（诊断）和严重程度分级，但该标准目前尚未得到前瞻性临床有效性验证，目前也没有和临床结局的关联研究。因此GLIM推荐的营养不良评定（诊断）标准仅是专家共识，在现阶段尚无法替代"营养筛查-营养评定-营养干预"三步骤。

二、主观整体评估

主观整体评估（SGA），亦称全面临床评定，是Detsky等于1987年提出的营养筛查工具。特点是以详细的病史与临床检查为基础，省略人体测量和生化检查。理论基础是身体组成的改变与进食改变、消化吸收功能的改变、肌肉的消耗、身体功能及活动能力的改变等相关联。具体内容见表1-7。

表1-7　主观整体评估

项目	评估方法
过去两周内体重变化	A：无/升高；B：减少<5%；C：减少>5%（最高体重____）
过去一周内进食变化	A：无变化；B：减少；C：不进食/低热量流食
胃肠道反应	A：无/食欲不振；B：轻微恶心、呕吐、腹胀或大便2～3次/d；C：严重恶心呕吐腹胀或大便>3次/d
活动能力变化	A：无/减退；B：能下床走动（活动量及范围小）；C：卧床
应激反应	A：无/低度；B：中度；C：高度
肌肉消耗	A：无；B：轻度；C：重度
三头肌皮褶厚度	A：正常；B：轻度减少；C：重度减少
踝部水肿	A：无；B：轻度；C：重度
总评分	A：（　）；B：（　）；C：（　）
评价：在上述8项中，至少有5项属于C级或B级者可分别被判定为重度或中度营养不良	

三、微型营养评价（MNA-SF）

MNA评分是专门针对老年人的营养筛查及评价方法，包含18项内容，由人体测量、整体评价、饮食问卷和主观评定4部分组成，各项评分相加即得MNA总分。由于年龄和营养不良均为手术的危险因素，故在国外MNA评分已被应用于老年患者术前的营养评估。MNA-SF基于原始的MNA，对老年急诊患者更有效，只需填写6个项目，快速、方便。MNA-SF适合年龄≥65岁患者，具体内容见表1-8。

表1-8 微型营养评价

项目	评估方法
过去3个月进食减少程度	0：严重减少；1：中等减少；2：没有减少
过去3个月体重减轻情况	0：减轻>3 kg；1：不知道；2：减轻1～3 kg；3：没有减轻
活动情况	0：卧床或只坐在椅子上；1：能够下床或椅子，但不能走动；2：能够走动
过去3个月是否出现心理应激或患急性疾病	0：是；2：否
神经心理状况	0：严重的痴呆或抑郁；1：轻度痴呆；2：无神经心理问题
F1体重指数（BMI）	0：BMI<19；1：19≤BMI<21；2：21<BMI<23；3：BMI≥23
如果完成问题F1，则不选择问题F2，如果不能计算BMI，选择问题F2	
F2小腿围（cm）	0：<31；3：≥31
总评	0～7分（ ）营养不良； 8～11分（ ）有营养不良风险； 12～14分（ ）正常营养状况

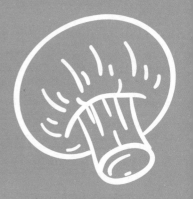

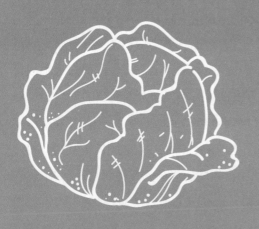

第二章

膳食模式及不同心血管疾病患者的营养治疗

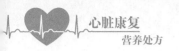

第一节 膳食模式与平衡膳食

膳食模式是指膳食中不同食物的数量、比例、种类或者组合，以及习惯性消费的频率。我国居民传统膳食的特点是以植物性食物为主，膳食纤维含量丰富，缺陷是谷类食物摄入量过多，动物性食物摄入量偏少，且奶类和水果摄入长期不足。近些年，随着经济的发展和生活水平的提高，我国居民膳食结构逐步向高盐、高动物脂肪类食物转变。主要表现为畜肉类和油脂消费过多，而粗杂粮消费锐减，从而导致营养素摄入失衡和肥胖等慢性病高发等新营养问题的产生。

不合理膳食是造成我国居民心血管疾病负担和死亡的重要危险因素之一。2017年我国约260万例心血管疾病死亡归因于膳食，较2007年增长了38%。2019年《柳叶刀》（The Lancet）发布了全球饮食领域的首个大规模研究：195个国家和地区饮食结构造成的死亡率和疾病负担。这项研究追踪了全球195个国家和地区从1990年到2017年15种饮食因素的摄入量趋势，分析了世界各个国家和地区饮食结构与死亡率和疾病发生率之间的关系。结果显示：全球近20%的死亡是由吃的食物不健康导致。2017年，我国因为饮食结构问题造成的心血管疾病死亡率、癌症死亡率都居世界人口前20位大国中的首位。造成死亡的不合理饮食习惯排在前三位的是：高钠饮食、低全谷物饮食和低水果饮食。

平衡膳食模式是保障人类营养需要和健康的基础，食物多样是平衡膳食模式的基本原则。多样的食物应包括谷薯类、蔬菜水果类、畜禽鱼蛋奶类、大豆和坚果类等。建议每天摄入食物12种以上，每周25种以上。以谷类为主是平衡膳食模式的重要特征，建议平均每天摄入谷类食物200～300 g，其中全谷物和杂豆类50～150 g，薯类50～100 g。每天的膳食应合理组合和搭配，平衡膳食模式中碳水化合物供能占膳食总能量的50%～65%，蛋白质占10%～15%，脂肪占20%～30%。我国成年居民膳食安排建议参考中国营养学会2022版"中国居民平衡膳食宝塔"（简称"宝塔"）（图2-1），"宝塔"遵循了平衡膳食的原则，体现了在营养上比较理想的基本食物构成。"宝塔"共分为5层，各层面积大小不同，体现了五大类食物及其数量的多少。五大类食物包括谷薯类食物，蔬菜水果，鱼、禽、肉蛋等动物性食物，奶类、大豆和坚果，烹调用油和盐。图2-1的文字注释，标明了成年人每天各类食物摄入量的建议范围，能量在1 600～2 400 kcal之间。具体每一层建议见图2-1。

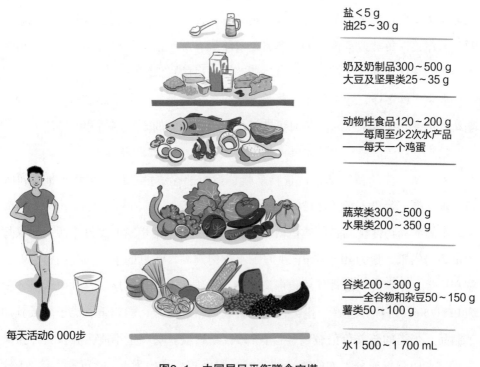

盐＜5 g
油25～30 g

奶及奶制品300～500 g
大豆及坚果类25～35 g

动物性食品120～200 g
——每周至少2次水产品
——每天一个鸡蛋

蔬菜类300～500 g
水果类200～350 g

谷类200～300 g
——全谷物和杂豆50～150 g
薯类50～100 g

水1 500～1 700 mL

每天活动6 000步

图2-1　中国居民平衡膳食宝塔

第一层：谷薯类食物

谷薯类是膳食能量的主要来源，也是多种微量营养素和膳食纤维的良好来源。建议成年人每人每天摄入谷类200～300 g，其中包含全谷物和杂豆类50～150 g、薯类50～100 g。

全谷物类包括小麦、稻米、玉米、高粱等及其制品，如米饭、馒头、烙饼、面包、饼干、麦片等。杂豆类包括大豆以外的其他干豆类，如赤小豆、绿豆、芸豆等。我国传统膳食中整粒的食物常见的有小米、玉米、绿豆、荞麦等，现代加

23

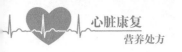

工产品有燕麦片等，因此把杂豆与全谷物归为一类。薯类包括马铃薯、红薯等，可替代部分主食。

第二层：蔬菜水果

蔬菜水果是膳食指南中鼓励多摄入的两类食物。推荐成年人每天蔬菜摄入量至少达到300 g，水果200～350 g。蔬菜水果是膳食纤维、微量营养素和植物化学物的良好来源。蔬菜包括嫩茎、叶、花菜类、根菜类、鲜豆类、茄果瓜菜类、葱蒜类、菌藻类及水生蔬菜类等。深色蔬菜是指深绿色、深黄色、紫色、红色等有颜色的蔬菜，每类蔬菜提供的营养素略有不同，深色蔬菜一般富含维生素、植物化学物和膳食纤维，推荐每天占总体蔬菜摄入量的1/2以上。

水果多种多样，包括仁果、浆果、核果、柑橘类、瓜果及热带水果等。推荐吃新鲜水果，在鲜果供应不足时可选择一些含糖量低的干果制品和纯果汁。

第三层：鱼、禽、肉、蛋等动物性食物

鱼、禽、肉、蛋等动物性食物是膳食指南推荐适量食用的食物。推荐每天鱼、禽、肉、蛋摄入量共计120～200 g。

新鲜的动物性食物是优质蛋白质、脂肪和脂溶性维生素的良好来源，建议每天畜禽肉的摄入量为40～75 g，少吃加工类肉制品。常见的水产品包括鱼、虾、蟹和贝类，此类食物富含优质蛋白质、脂类、维生素和矿物质，推荐每天摄入量为40～75 g，可优先选择。蛋类包括鸡蛋、鸭蛋、鹅蛋、鹌鹑蛋、鸽子蛋及其加工制品，蛋类的营养价值较高，推荐每天1个鸡蛋。吃鸡蛋不能丢弃蛋黄，蛋黄含有丰富的营养成分，如胆碱、卵磷脂、胆固醇、维生素A、叶黄素、锌、B族维生素等，对各年龄段人群身体健康都具有益处。

第四层：奶类、大豆和坚果

奶类和豆类是鼓励多摄入的食物。奶类、大豆和坚果是蛋白质和钙的良好来源。推荐每天应摄入至少相当于鲜奶300 g的奶类及奶制品。

大豆包括黄豆、黑豆等，其常见的制品如豆腐、豆浆、豆腐干及千张等。坚果包括花生、葵花籽、核桃、杏仁、榛子等，部分坚果的营养价值与大豆相似，富含必需脂肪酸和必需氨基酸。推荐大豆和坚果每天的摄入量为25～35 g。坚果无论是作为菜肴还是零食，都是食物多样化的良好选择，建议每周摄入70 g左右。

第五层：烹调油和盐

油和盐作为烹饪调料必不可少，但建议尽量少用。推荐成年人平均每天烹调油不超过30 g，食盐摄入量不超过5 g。烹调油包括各种动、植物油，动物油如猪油、牛油、黄油等，植物油如花生油、大豆油、菜籽油、葵花籽油等。烹调用油多样化，应经常更换种类，以满足人体对各种脂肪酸的需要。

酒和添加糖不是膳食组成的基本食物，应尽量避免烹饪使用和单独食用。

最后，强调增加身体活动和足量饮水的重要性。低身体活动水平的成年人每天至少饮水1 500～1 700 mL，每天运动量应至少相当于快步走6 000步。

一日平衡膳食食谱举例见表2-1。

表2-1　一日平衡膳食食谱举例（1 700 kcal）

餐次	食物内容及数量
早餐	牛奶（200 mL） 香葱蒸水蛋（鸡蛋50 g） 虾皮素菜包（面粉50 g、小白菜50 g、虾皮5 g、干香菇5 g） 爽口大白菜彩椒豆腐丝（大白菜25 g、彩椒25 g、豆腐丝50 g） 黄瓜（黄瓜100 g）
加餐	无糖酸奶（酸奶100 mL）
午餐	薏米香菇炖土鸡（去皮）（薏米10 g、干香菇5 g、土鸡100 g） 鸡毛菜（鸡毛菜200 g） 白萝卜丝（白萝卜50 g） 紫米饭（大米75 g、紫米25 g）
晚餐	三文鱼（100 g） 上汤金针菇菠菜（金针菇50 g、菠菜150 g） 西红柿疙瘩汤（西红柿50 g、面粉25 g） 蒸老玉米（鲜玉米棒200 g）
加餐	鸭梨（100 g）
备注	全天食用油25 g、盐5 g

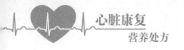
第二节　心脏健康膳食模式

膳食质量不良是增加死亡风险的主要因素，约50%的心血管疾病死亡与膳食质量不良有关。通过单一营养素为主的膳食干预措施并未能有效防治心血管疾病，治疗心血管疾病的关键策略之一是调整生活习惯并采取健康饮食模式。有益于心脏健康的膳食模式包括地中海饮食、DASH饮食等。

一、地中海饮食（Mediterranean diet）

地中海饮食是指20世纪60年代地中海沿岸人口的传统饮食模式，1980年哈佛大学研究人员进行了一项具有里程碑意义的研究，该研究比较了7个不同国家的饮食习惯与心血管疾病风险的关系。研究结果显示，地中海国家的冠心病死亡率较低，当时认为这主要是由于地中海人群饱和脂肪酸的消耗量低。具体来说，地中海饮食在最健康、对心脏最有好处、最适合糖尿病患者、最容易遵循、以植物为主的5个分项上位列第一。地中海饮食的特点：

1. 控制主食摄入

地中海饮食强调控制主食的摄入，并且主食以粗杂粮为主，如燕麦、薏米、糙米、黑米、玉米等。

2. 摄入丰富的蔬菜水果

每天摄入大量新鲜的应季蔬菜，并且烹调方式非常简单，或生吃，或稍微用开水烫一下凉拌（图2-2）。

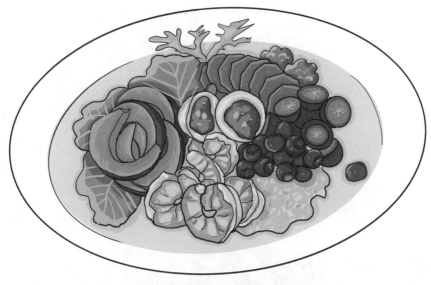

图2-2 沙拉

3．摄入丰富的海鲜

由于地中海地区的国家沿海，所以这里的人经常食用深海鱼。除了提供大量的优质蛋白质之外，深海鱼中还含有很多的ω-3脂肪酸，有助于抑制动脉粥样硬化。建议养成每周吃2～3次深海鱼的习惯，如沙丁鱼、鲭鱼、鲑鱼等。

4．少红肉、少加工食物

相比海鲜而言，红肉类脂肪含量较高，并以饱和脂肪为主，过多摄入不利于预防心脑血管疾病、肥胖等。少吃加工类食品，如香肠、培根、火腿等。

5．摄入适量奶制品

每天适量吃些奶制品也是地中海饮食的一个特点，且奶制品品种丰富，如牛奶、酸奶、奶酪等。奶类除含丰富的优质蛋白质和维生素外，含钙量也较高。

6．食用坚果和种子

这类食物含有较多纤维、镁及多种不饱和脂肪酸，这些营养物质对降低心血管疾病风险及机体胆固醇水平都非常重要。

7．烹饪使用植物油

地中海饮食的一大特色是烹饪使用橄榄油（图2-3）或者其他植物油，来替代动物油和调和油。

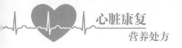

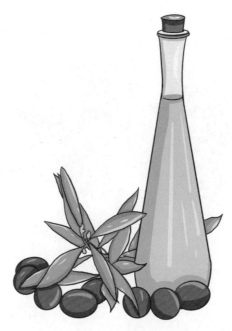

图2-3　橄榄油

8. 巧用香料

地中海地区人们善于用香料改善食物的色、香、味，同时减少烹饪中油盐的用量，使菜肴变得清淡、健康。比如欧芹、迷迭香、百里香等。

地中海饮食一日食谱举例见表2-2。

表2-2　地中海饮食一日食谱举例

餐次	食物内容及数量
早餐	脱脂牛奶1杯（200 mL） 燕麦片（60 g） 鸡蛋1个（50 g）
午餐	去皮鸡肉（80 g） 蔬菜1盘（250 g） 红豆饭半碗（红豆50 g、大米50 g）
晚餐	瘦肉（50 g） 蔬菜1盘（250 g） 红薯1个（150 g）
加餐	葡萄（200 g）

二、DASH饮食

DASH（Dietary Approaches to Stop Hypertension）饮食，也被译为"得舒饮食"，字面意思是防止高血压病的饮食结构。其起源于1997年的美国，初衷是预防和控制高血压病。该饮食强调增加较大量蔬菜、水果、低脂（或脱脂）奶的摄入，食用全谷物类的食物，减少红肉、油脂、精制糖及含糖饮料的摄入，进食适当的坚果、豆类。这种膳食方式能摄入丰富的钾、镁、钙等矿物质及膳食纤维，增加优质蛋白质摄入，减少脂肪尤其是饱和脂肪酸及胆固醇摄入，增加不饱和脂肪酸等的摄入。研究证实该饮食疗法可显著降低高血压病患者的血压，还能降低糖尿病的发病风险，降低糖尿病患者的心血管发病风险。DASH饮食适用于各种有高血压病、糖尿病的肥胖患者。因其营养均衡、安全、依从性好、有益于心血管健康等，也可用于普通单纯性肥胖患者。

DASH饮食的构成：主食推荐采用全谷物，尽量增加膳食中蔬菜和水果量（甚至达到1.5 kg/d），采用脱脂或低脂牛奶（避免采用全脂奶），肉类采用鱼肉、鸡肉等白肉（瘦肉），避免红肉、肥肉及内脏，适量进食坚果或豆类，减少油脂类食物及烹调用油，并以植物油代替动物油，严格减少糖和含糖饮料的摄入。对DASH饮食的研究发现，它降低了心血管疾病患病率。此外，DASH饮食可显著降低收缩压和舒张压、血清总胆固醇（TC）和低密度脂蛋白胆固醇（LDL-C），而对高密度脂蛋白胆固醇（HDL-C）或甘油三酯（TG）没有显著影响。DASH饮食一日食谱举例见表2-3。

表2-3　DASH饮食一日食谱举例

餐次	食物内容及数量
早餐	低脂牛奶1杯（250 mL） 发糕1块（面粉50 g） 糖醋萝卜（萝卜50 g） 鸡蛋1个
加餐	苹果1个（约200 g）

续表

餐次	食物内容及数量
午餐	三鲜水饺（面粉100 g、瘦猪肉25 g、虾仁50 g、韭菜200 g） 凉拌菠菜（菠菜100 g） 热拌金针菇黄瓜（金针菇25 g、黄瓜100 g）
加餐	香蕉1根（150 g）
晚餐	紫米粥（紫米25 g） 芹菜拌香干（芹菜100 g、香干50 g） 清蒸鳕鱼（鳕鱼100 g） 蒸山药（50 g）
加餐	坚果15 g
备注	全天食盐3 g、植物油25 g

三、低脂饮食（Low-fat diet）

低脂饮食（图2-4）是一种含有有限脂肪和高碳水化合物食物的饮食。一般脂肪能量为30%，蛋白质能量为20%，碳水化合物能量为50%。

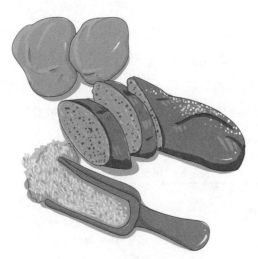

图2-4　低脂饮食

肥胖、糖尿病、心血管疾病等代谢性疾病的发病率不断上升，而良好的生活方式有助于限制其发病率，这也是大家逐渐关注到营养的重要原因。越来越多的证据表明低脂饮食因为脂肪减少，用于填补脂肪减少部分的营养物质的种类对心血管疾病有较大的影响，并提示不饱和脂肪酸的摄入有利于降低患心血管疾病的风险。若随着饮食中脂肪的减少，精制谷物的摄入量增加，则2型糖尿病和心血管疾病的患病率会持续增加。

在DIETFITS试验的一项亚组研究中，40名受试者分别遵循健康低脂饮食（$n=21$）或健康低碳水化合物饮食（$n=19$），McLaughlin等人对这些受试者试验前和第6个月时的脂肪组织进行活检。试验前两组之间的体重减轻和体质指数相似。6个月后，研究者对受试者空腹和糖耐量试验后2 h（胰岛素水平达峰值）的脂肪组织进行活检。结果发现，低碳水化合物饮食组的胰岛素水平仍很低，而低脂饮食组有更高的胰岛素水平。低碳水化合物饮食组的循环脂肪酸更高，脂肪分解更明显。此外，低碳水化合物饮食组的脂肪细胞大小较基线有所减少，而低脂饮食组没有变化。说明与低脂饮食相比，低碳水化合物饮食的减重作用相似，但能够导致脂肪细胞更小，可能会带来更好的代谢获益。

四、中国心脏健康膳食（Chinese heart–healthy diet）

北京大学、四川大学等院校的学者们，先是通过大量调查，确定了大家常吃的地方家常菜，包括鲁菜系、淮扬菜系、粤菜系、川菜系的典型食谱，可以覆盖我国80%人群的日常饮食。在这些食谱的基础上，由专家和厨师共同参与进行改良，并考虑食材的季节性，研究出了中国心脏健康膳食。为了验证这套饮食的降压效果，进行了随机对照试验。265名轻度高血压患者，受试前收缩压在130～159 mmHg。受试者们的一天三餐都由研究人员免费集中供应，试验期间不服用降压药物。试验之初，大家先吃一个星期的当地家常菜进行适应。一星期后，大家被随机分为两组，一组继续吃当地家常菜，一组换成了中国心脏健康膳食，持续4个星期，共28天。中国心脏健康膳食展现出了很好的降压效果，试验结束后，这一组人平均收缩压和舒张压分别比家常菜组多下降了10 mmHg和3.7 mmHg，家常菜组血压也有下降但幅度较低，降压效果在4个菜系之间没有显著差别。结果发布在2022年国际顶级期刊*Circulation*上。这一研究对于推动中国

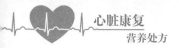

心脏健康膳食临床应用意义重大。

中国心脏健康膳食一日食谱举例（鲁菜系）见表2-4。

表2-4　中国心脏健康膳食一日食谱举例（鲁菜系）

餐次	食物内容
早餐	牛奶 煮鸡蛋 红豆馒头
午餐	黑米饭 鸡蛋木耳炒韭菜 干煸芥菜根 坚果
晚餐	米饭 香菇炒油菜 海带炖豆腐排骨 水果

第三节　高脂血症

一、高脂血症概述及其主要临床表现

血脂异常可见于不同年龄、性别的人群，明显血脂异常患者常有家族史。血脂水平随年龄增长而升高，至50～60岁达高峰，其后趋于稳定或有所下降。中青年女性血脂水平低于男性，但绝经期后显著升高，常高于同龄男性。

主要临床表现：

1. 黄色瘤和眼底改变

黄色瘤（图2-5）是一种异常的局限性皮肤隆起，由脂质局部沉积引起，颜色可为黄色、橘黄色或棕红色，多呈结节、斑块或丘疹形状，质地柔软，最常见于眼睑周围，严重的高甘油三酯血症可出现脂血症眼底改变。

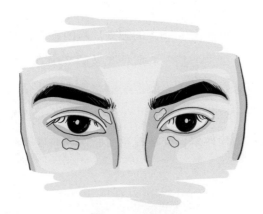

图2-5 黄色瘤

2. 动脉粥样硬化

脂质在血管内皮下沉积引起动脉粥样硬化（图2-6），导致心脑血管和周围血管病变。某些家族性血脂异常患者可于青春期前发生冠心病，甚至心肌梗死。严重的高胆固醇血症可出现游走性多关节炎。严重的高甘油三酯血症（血液中甘油三酯含量＞10 mmol/L）可引起急性胰腺炎。

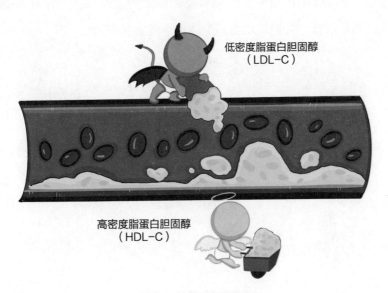

图2-6 动脉粥样硬化

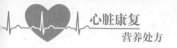

二、营养对高脂血症的重要性

血脂异常是动脉粥样硬化（AS）的独立危险因素，控制血脂异常是预防AS与相关心脑血管疾病（如冠心病、心肌梗死及脑卒中等）的关键性措施。血脂异常与膳食和生活方式密切相关，故控制膳食和改善生活方式是血脂异常防治的基础和首要措施。研究表明，膳食与生活方式改善对多数血脂异常的患者起到与降脂药物相似的治疗效果，并在控制血脂的同时能有效减少心脑血管事件的发生。

三、高脂血症膳食营养原则

高脂血症膳食总原则是控制血脂继续升高。应做到膳食结构合理，改变不良饮食习惯，改变不良生活方式。饮食宜低盐、低脂、低糖、低胆固醇、高维生素，保证适量蛋白质和能量摄入。

（1）降低能量摄入（图2-7），维持或达到健康体重。每天的能量供给为25～30 kcal/kg。血脂代谢紊乱的超重或肥胖者的能量摄入应低于身体能量消耗，以控制体重增长，并争取逐渐减少体重至健康状态。

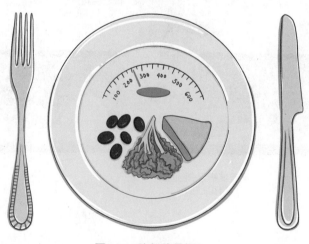

图2-7　降低能量摄入

（2）脂肪摄入量占能量供给的20%～25%，膳食中胆固醇含量不宜超过300 mg/d。血胆固醇中度和重度升高者，膳食中胆固醇含量应小于200 mg/d。

（3）蛋白质摄入量占能量供给的13%～15%为宜，可适量增加豆类（图2-8）蛋白质摄入，豆类蛋白质的氨基酸种类齐全，因而营养价值较高，且其中几乎不含胆固醇，而含有的豆固醇及大豆皂苷可以起到抑制机体胆固醇吸收的作用。

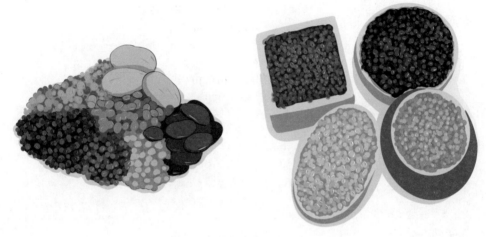

图2-8　豆类

（4）碳水化合物摄入量占能量供给的50%～55%，以谷类和薯类为主。限制精制糖和含糖类甜食，例如点心、糖果和饮料等的摄入，添加糖摄入不应超过总能量的10%（对于肥胖和高甘油三酯血症患者要求比例更低）。

（5）注意补充维生素C、维生素E、钙、锌、镁、钾。

（6）禁烟酒。

四、宜选食材

提倡标准米及全麦、糙米、玉米、小米、紫米、薏米、荞麦、燕麦、大麦、绿豆、赤小豆等杂粮，选择鱼肉、禽瘦肉、大豆制品等脂肪含量偏低的食物提供优质蛋白质。食用大量的新鲜蔬菜、适量的水果，其可提供丰富的维生素、矿物

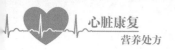

质及膳食纤维。多食洋葱、大蒜、香菇、木耳，有利于降低胆固醇，同时增加饱腹感。宜选用橄榄油、茶油、低芥酸菜籽油、大豆油、玉米油、葵花籽油、花生油、核桃油、芝麻油、亚麻籽油等各种植物油。

高脂血症患者一日食谱举例见表2-5。

表2-5　高脂血症患者一日食谱举例

餐次	食物内容及数量
早餐	全麦面包（特一粉82 g、麸皮18 g） 牛奶（250 mL）
午餐	粳米饭（50 g） 拌海带（海带100 g） 竹笋炒牛肉（鲜竹笋70 g、牛瘦肉30 g）
加餐	苹果（200 g）
晚餐	粳米饭（50 g） 芹菜炒鸡蛋（芹菜70 g、鸡蛋30 g） 豆腐羹（豆腐30 g）
加餐	燕麦粥（燕麦25 g）

第四节　高血压病

一、高血压病概述及其主要临床表现

原发性高血压病（图2-9）是以体循环动脉血压持续性增高为特征的临床综合征，定义为未使用降压药物的情况下收缩压≥140 mmHg和（或）舒张压≥90 mmHg。病因目前尚不明确，可能的危险因素包括高盐饮食、超重或肥胖、过量饮酒、长期精神紧张、吸烟、体力活动不足等，绝大多数高血压病患者均属此类。

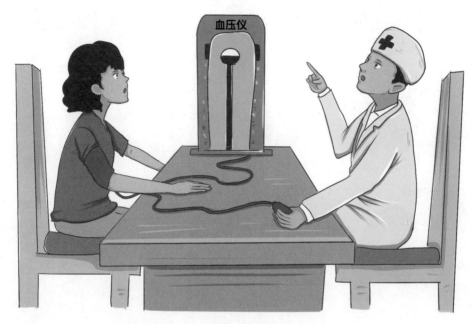

图2-9　血压高

很多高血压病患者在感觉不到任何不适的情况下，就已发生了无症状的其他疾病，这就是通常说的靶器官损害，所以高血压病被称为"无声的杀手"。

高血压病的临床表现因人而异，早期可能无症状或症状不明显，常见的有头晕、头痛、颈项板紧、疲劳、心悸等，仅会在劳累、精神紧张、情绪波动后发生血压升高的情况，并在休息后恢复正常。随着病程延长，血压持续升高，患者会出现各种症状，有注意力不集中、记忆力减退、肢体麻木、夜尿增多、胸闷、乏力等。当患者出现剧烈头痛、呕吐、眩晕等症状，甚至神志不清、抽搐时，则多会在短期内发生严重的心、脑、肾等器官的损害和病变（图2-10），如中风、心肌梗死、肾衰竭等。高血压病的症状与血压水平有一定关联，多数在紧张或劳累后症状加重，清晨活动后血压可迅速升高，出现清晨高血压，导致心脑血管事件多发。

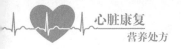

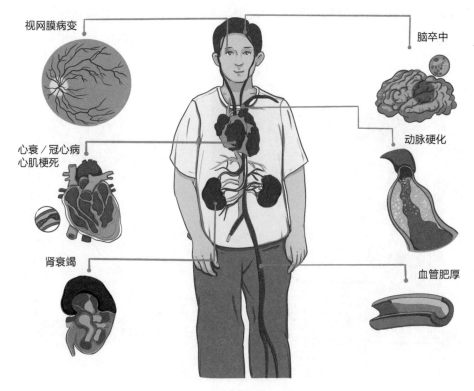

视网膜病变

脑卒中

心衰／冠心病
心肌梗死

动脉硬化

肾衰竭

血管肥厚

图2-10　高血压病的危害

二、营养对高血压病的重要性

（1）适量摄入钠对人体有益，但是过量摄入钠，会引起水钠潴留，血容量增加。钠还可使动脉壁增厚，引起动脉管径变小，导致心脏将血液注入血管的阻力变大。钠也可使血管的舒缩性发生改变，从而引发高血压病。

（2）长期大量饮酒，可引起血管持续痉挛收缩，导致血压持续升高。

（3）现代医学研究表明，中老年人多吃含钙丰富的食物可以预防动脉硬化，还可降低血压。钙具有松弛血管、降低血压、预防动脉硬化的功能。

（4）成年人每天膳食钾适宜摄入量是2000 mg。临床观察还表明，膳食镁能降低血管弹性和收缩力，对高血压病患者具有扩张血管的作用，可使大多数患者的心排血量增加。

（5）肥胖者血胰岛素升高，胰岛素可引起水钠潴留，导致高血压病。通过减少食物摄入，增加活动量，使患者减轻体重后，随着血胰岛素水平和去甲肾上腺素水平的下降，血压也会降低。

（6）饱和脂肪酸和胆固醇能升高血压，不饱和脂肪酸可降低血压。

（7）适量摄入动物蛋白和大豆蛋白，可降低高血压，其作用机制可能是通过促进钠的排出，保护血管壁，或通过氨基酸参与血压的调节。过量摄入蛋白质则对高血压病预防无益。蛋白质在体内的分解产物包括胺、色胺、苯乙胺等，在肾功能不全或肾脏缺氧时，可导致胺的蓄积，从而引起血压升高。

（8）保持高纤维饮食可降低血压，相反则会升高血压。这是因为膳食纤维能促进胆固醇代谢，减少脂肪和胆固醇的吸收，减轻体重，从而有利于降低血压。

三、高血压病膳食营养原则

高血压病的营养治疗总原则是：低盐、低脂、低胆固醇、高维生素、适量蛋白质和能量。

（1）提供适宜的能量，维持患者的健康体重。体重正常（BMI为18.5～23.9）的高血压病患者每天能量的摄入可按照每千克体重25～30 kcal（105～126 kJ）计算。

（2）高血压病患者应增加优质蛋白的摄入，每日蛋白质摄入量以每千克体重1 g为宜。但合并肾功能不全者需根据肾功能情况确定适宜的蛋白质供给量。

（3）高血压病患者建议全天脂肪供给量为40～50 g，并注意限制饱和脂肪的摄入，增加单不饱和及多不饱和脂肪的摄入。烹调用油摄入量宜控制在20～25 g/d。

（4）碳水化合物的摄入以占全天总能量的比例来定量。老年人碳水化合物摄入量以占总能量的50%～65%为宜，其中添加糖不宜多于总能量的10%。老年男性宜摄入200～300 g，老年女性宜摄入200～250 g。

（5）钾能对抗钠的不利作用，因此建议钾的摄入量要充足，每天摄入3.5～4.7 g，我国农村与城市居民钙摄入均低于推荐摄入量（800 mg/d）。

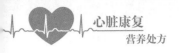
（6）补充膳食纤维有利于降低血压，建议达到25～30 g/d。

（7）乙醇是高血压病的独立危险因素，高血压病患者以不饮酒为宜。如有饮酒习惯，建议每天的饮酒量（酒精）不超过25 g。未成年人不宜饮酒。

四、宜选食材

提倡高血压病患者吃鱼、鸡、兔、牛肉、大豆，补充蛋白质的同时尽可能地减少膳食脂肪的摄入。注意补充钾和钙，蔬菜和水果是钾的最好来源，富钾食物有麸皮、赤小豆、杏干、蚕豆、扁豆、冬菇、竹笋、紫菜等。奶及其制品含钙量丰富，且吸收率高。经过发酵的酸奶中的钙更易于吸收。

高血压病患者一日食谱举例见表2-6。

表2-6　高血压病患者一日食谱举例

餐次	食物内容及数量
早餐	花卷（50 g） 煮鸡蛋1个（50 g） 脱脂牛奶（250 mL）
加餐	梨（200 g）
午餐	米饭（大米75 g） 清蒸鲫鱼（75 g） 素炒油菜香菇（油菜150 g、香菇20 g） 拌胡萝卜丝（胡萝卜50 g） 西红柿汤（西红柿100 g）［食用油（15 g）、食盐（1.5 g）］
加餐	无糖全麦切片面包1片（25 g） 生黄瓜（300 g）
晚餐	馒头（标准粉50 g） 大米燕麦粥（大米15 g、燕麦25 g） 肉片青笋木耳（猪瘦肉50 g、青笋50 g、木耳2 g） 素炒冬瓜（冬瓜150 g） 凉拌菠菜粉丝（菠菜50 g、粉丝10 g）［食用油（10 g）、食盐（1.5 g）］
加餐	低脂酸奶（250 mL）

第五节 动脉粥样硬化

一、动脉粥样硬化概述及其主要临床表现

动脉粥样硬化先后有脂质积聚、纤维组织增生和钙质沉着，并有动脉中层的逐渐退变和钙化，在此基础上继发斑块内出血、斑块破裂及局部血栓形成。

主要包括：主动脉粥样硬化；冠状动脉粥样硬化；颈动脉粥样硬化；肾动脉粥样硬化；肠系膜动脉粥样硬化；四肢动脉粥样硬化。

二、营养对动脉粥样硬化的重要性

膳食营养对动脉粥样硬化有着不可忽视的影响。膳食营养素包括脂肪、蛋白质、碳水化合物等，摄入不当都会引起动脉粥样硬化，而合理科学的饮食则可以降低其风险。动脉粥样硬化常见于高胆固醇血症，而日常膳食中的奶油、蛋黄、动物内脏等都是常见的膳食胆固醇摄入来源。与植物蛋白相比，动物蛋白和酪蛋白会升高总胆固醇的水平。而乳清蛋白和大豆蛋白的作用则与之相反，能显著降低总胆固醇的水平。碳水化合物摄入过多容易导致肥胖，而肥胖群体比起正常人群来说，会更容易发生动脉粥样硬化。据研究表明，维生素C能降低总胆固醇水平，维生素E则可以抗氧化，从而保护心脏及其血管的作用机制，绝大多数的膳食纤维都会降低总胆固醇和脂蛋白。

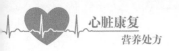

三、动脉粥样硬化膳食营养原则

（1）适当降低总能量摄入和增加体力活动可有效降低心血管疾病的发病率。总能量摄入应考虑年龄和体力活动程度，中年以后随着年龄的增长，体力活动和日常其他活动相对减少，基础代谢率也不断下降，因此每天所需的能量也相应减少。

（2）蛋白质应注意按照劳动强度和体重供给，轻度体力劳动者为1.26 g/kg；极重度体力劳动者可达1.75 g/kg，动物蛋白应占蛋白质总量的30%。冠心病患者摄入蛋白质应占总能量的15%，或按2 g/kg供给。

（3）膳食中脂肪提供的能量以占总能量的20%～25%为宜，每天烹调用油量控制在20～25 g。同时还要减少反式脂肪酸的摄入，控制其摄入不超过总能量的1%；食物胆固醇的供给，作为预防饮食时不应超过300 mg/d，作为治疗饮食应＜200 mg/d。

（4）建议每天摄入碳水化合物占总能量的50%～65%。碳水化合物摄入以谷类和薯类为主，其中摄入添加糖不应超过总能量的10%（对于肥胖和高甘油三酯血症者要求比例更低）。

（5）日常生活中，应注意多食用水果（200～400 g/d）。维生素的充足摄入也对防治冠心病起到重要的作用。

（6）建议每天钠盐摄入低于5 g，增加钾、钙、镁摄入量：钾能对抗钠的不利作用，因此建议钾的摄入量要充足，每天摄入3.5～4.7 g，我国农村与城市居民钙摄入均低于推荐摄入量800 mg/d，钙、镁、铜、铁、铬、钾、碘、氟对心血管疾病有抑制作用，缺乏时可使心脏功能和心肌代谢异常。

（7）每天饮食应包含25～40 g膳食纤维（其中7～13 g为水溶性膳食纤维）。

（8）禁止吸烟（图2-11），尽量少喝或不喝酒，如有饮酒习惯，建议每天的饮酒量（酒精）不超过25 g。未成年人不宜饮酒。

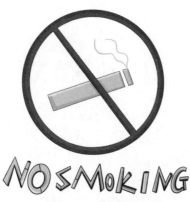

图2-11 禁止吸烟

四、宜选食材

宜选大部分含胆固醇较低的食材，如青鱼、草鱼、鲤鱼、甲鱼、黄鱼、鲳鱼、带鱼，鱼油在防治冠心病中有重要的价值。植物蛋白可选用黄豆及其制品，如豆腐、豆腐干、绿豆、赤小豆等。因豆类含植物固醇较多，有利于胆酸排出，且能减少胆酸被重吸收的量，胆固醇合成随之减少。有助于预防冠心病的食物包括燕麦、玉米、荞麦、大豆、花生、洋葱、生姜、大蒜、甘薯、茄子、芹菜、胡萝卜、韭菜、菌藻类、山楂及茶叶等。同时，海产品可以提供优质蛋白和多种微量营养素，多吃些海产品，对维护健康大有好处。

动脉粥样硬化患者一日食谱举例见表2-7。

表2-7 动脉粥样硬化患者一日食谱举例

餐次	食物内容及数量
早餐	牛奶燕麦粥（低脂牛奶250 mL、燕麦片25 g） 二面花卷（玉米面25 g、白面50 g）
午餐	清蒸鱼120 g（带骨） 香菇油菜200 g（水发香菇50 g，油菜150 g，食用油15 g） 米饭150 g
加餐	橘子2个
晚餐	打卤面（西红柿150 g，鸡肉30 g，蛋清1/2个，黄花、木耳少许，魔芋面条150 g，拌芹菜100 g，香干50 g，食用油15 g）

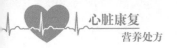
第六节　冠状动脉支架植入术后

一、冠心病介入治疗现状

冠状动脉粥样硬化性心脏病是冠状动脉血管发生动脉粥样硬化病变而引起血管腔狭窄或阻塞，造成心肌缺血、缺氧或坏死而导致的心脏病，常常被称为"冠心病"。但是冠心病的范围可能更广泛，还包括炎症、栓塞等导致管腔狭窄或闭塞。世界卫生组织将冠心病分为：无症状心肌缺血（隐匿性冠心病）、心绞痛、心肌梗死、缺血性心力衰竭（缺血性心脏病）和猝死5种临床类型。临床中常常分为稳定性冠心病和急性冠状动脉综合征。经皮冠状动脉介入治疗（percutaneous coronary intervention，PCI），是指经心导管技术疏通狭窄甚至闭塞的冠状动脉管腔，从而改善心肌的血流灌注的治疗方法。心血管疾病导致的死亡病例，早已超过肿瘤和其他疾病，该病因占比位居我国居民死亡原因首位（农村为46.66%，城市为43.81%），给我国居民和社会造成的负担日渐沉重。

二、营养对冠心病介入术后的重要性

全球疾病负担（GBD）数据显示，不合理膳食是我国居民疾病发生和死亡的最主要因素，特别是低质量饮食跟心血管疾病发病率和死亡率升高密切相关。2017年，导致我国居民死亡的前两位原因分别为中风、缺血性心脏病，均为心血管疾病。约263万心血管病患者死亡归因于不合理膳食因素，较2007年增长了38%。保持健康的饮食习惯和控制膳食摄入的总能量是促进心血管健康的关键。

三、冠心病介入术后膳食营养原则

1. 低脂、低饱和脂肪、低胆固醇摄入

在满足每天必需营养需要的基础上控制总能量，建议每天摄入胆固醇<300mg，摄入脂肪不应超过总能量的30%。脂肪摄入应优先选择富含ω-3多不饱和脂肪酸的食物（如深海鱼），减少或避免油炸食品、奶油制品、肥肉、动物内脏等食物。

2. 控制碳水化合物摄入量

建议每天摄入碳水化合物占总能量的50%～65%，碳水化合物摄入以谷类和薯类为主。

3. 控制体重，维持健康体重（BMI为20.0～23.9）

食物摄入量和身体活动量是保持能量平衡、维持健康体重的两个主要因素。对于健康成人，BMI的正常范围为18.5～23.9，考虑到冠心病人群通常都会合并高脂血症，且多同时存在超重、肥胖状态，故对于冠心病合并高脂血症人群，在2019年中华医学会发布的《血脂异常基层诊疗指南（实践版）》中指出，BMI的合理范围为20.0～23.9。

4. 戒烟限酒

任何人在任何年龄戒烟均可获益，且戒烟越早、持续时间越长，健康获益就越大。按酒精量计算，成年男性一天最大饮酒的酒精量建议不超过25 g，女性不超过15 g。

四、冠心病介入术后食物推荐

在推荐患者减少钠盐摄入量的同时，鼓励增加膳食钾摄入量特别是天然富含钾的食物的摄入量，使每天钾摄入量≥4.7 g。富含钾的食物有坚果、豆类、瘦肉及桃、香蕉、苹果、西瓜、橘子等水果，以及海带、木耳、蘑菇、紫菜等。

冠心病介入术后一日食谱举例见表2-8。

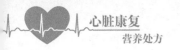

表2-8　冠心病介入术后一日食谱举例

餐次	食谱
早餐	脱脂牛奶（200 mL） 凉拌金针菇（金针菇50 g、香菜5 g） 蓑衣黄瓜（黄瓜75 g） 白水煮蛋（鸡蛋50 g） 麦胚面包（面包75 g）
加餐	枇杷100 g
午餐	虾球彩椒豌豆（海虾100 g、彩椒25 g、豌豆10 g） 炒蒜薹（蒜薹100 g） 高粱米饭（大米35 g、高粱米15 g） 小馒头（面粉25 g） 菠菜豆腐汤（菠菜15 g、豆腐20 g）
加餐	圣女果100 g
晚餐	肉丝榨菜面（肉丝50 g、面粉50 g、小白菜25 g、榨菜5 g） 时蔬菜卷（豆皮40 g、胡萝卜30 g、木耳20 g、芹菜20 g） 草菇油菜（草菇25 g、油菜150 g） 炝拌豌豆苗（豌豆苗100 g） 蒸红薯（红薯50 g）
加餐	原味酸奶100 mL，无盐坚果15 g
调料	盐<3 g，油<20 g
备注	本食谱共提供能量1 750 kcal，蛋白质92 g

第七节　冠心病外科手术后

一、冠心病外科手术现状

冠状动脉粥样硬化性心脏病（冠心病）是全球范围内最常见且致死率最高的疾病之一，冠状动脉旁路移植术（CABG，又称冠状动脉搭桥术）是治疗冠心病最常见的血运重建手段。冠状动脉搭桥术，顾名思义，是取患者本身的血管（如胸廓内动脉、下肢的大隐静脉等）或者血管替代品，将狭窄冠状动脉的远端和主动脉连接起来，让血液绕过狭窄的部分，到达缺血的部位，改善心肌血液供应，进而缓解心绞痛症状，改善心脏功能，提高患者生活质量及延长寿命。CABG是在充满动脉血的主动脉根部和缺血心肌之间建立起一条畅通的路径，因此，有人形象地将其称为在心脏上架起了"桥梁"，俗称"搭桥术"（图2-12）。

可从其他地方取一段血管，使得血液绕过狭窄段，就像一座桥一样，所以叫搭桥术

对于冠心病患者来说，搭桥术可以说是个大手术，术前有大量的检查评估准备工作，术后也要从多个方面进行科学的疗养康复

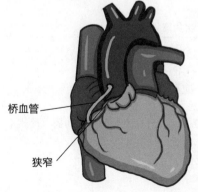
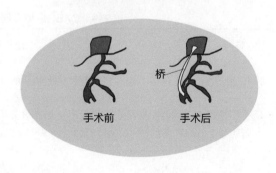

桥血管

狭窄

桥

手术前　　　　手术后

图2-12　搭桥术

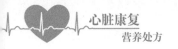

二、营养对冠心病外科手术后的重要性

很多患者在CABG后，可能会出现肺不张、感染、呛咳、活动耐力下降、谵妄、焦虑或抑郁等问题，不仅给患者的工作与精神带来巨大障碍，而且给家庭及社会带来巨大经济负担和劳动力损失。因此，CABG后进行心脏康复，是CABG术后的重要辅助方法，是十分必要的。CABG后心脏康复是一项综合的、整体的全程医疗管理服务，包括运动治疗、二级预防用药、营养支持、心理管理、戒烟等方面，CABG后规范的营养治疗对于降低再住院率，提高患者运动能力和生活质量及预防心血管不良事件等方面具有积极意义。

三、冠心病外科手术后膳食营养原则

健康饮食是预防心血管疾病的基石。因此，促进患者出院后的健康平衡饮食对心血管风险管理至关重要，对患者推荐的饮食模式应该参考表2-9。

同时，所有吸烟的CABG患者均需由专业人士进行戒烟指导。针对每个患者术前的尼古丁依赖评估结果制订个性化的干预方案。术后可为患者提供戒烟手册，增加患者的戒烟知识及途径。积极与患者的主治医师沟通，使患者得到来自主治医师的戒烟支持。

表2-9　CABG后患者健康饮食建议

项目	建议摄入量
饱和脂肪酸	通过多不饱和脂肪酸替代饱和脂肪酸，饱和脂肪酸摄入小于总能量的10%
反式不饱和脂肪酸	尽可能少摄取，尽量不从加工食品中摄取，并且从天然食物中的摄入反式不饱和脂肪酸小于总能量的1%
盐	每天<5 g
纤维素	每天25～35 g，优选全麦产品

续表

项目	建议摄入量
水果	每天≥200 g（2～3份）
蔬菜	每天≥200 g（2～3份）
鱼类	每周1～2次，其中一次是富含油脂的鱼类
无盐坚果	每天30 g
饮料	不鼓励食用含糖软饮料和含酒精饮料； 酒精饮料的摄入量：男性限制在20 g/d，女性限制在10 g/d

四、冠心病外科手术后食物推荐

1. 丰富碳水化合物来源

主食除米、面之外，还应增加全谷类杂粮及杂豆、薯类食物。此类食物和精细的白米、白面相比，营养更丰富且含有较多的膳食纤维，有利于控制餐后血糖和降低血脂。另外，可用土豆、山药、藕、芋头、荸荠、南瓜等富含淀粉的根茎类蔬菜来代替部分主食，不仅避免主食过于单调，也可增加营养素的摄入。

2. 首选优质蛋白质食物

蛋白质是人体必需的营养素，在保证供给量的同时，应尽量选择富含优质蛋白的食物，如肉类、大豆类、奶制品及蛋类。需注意的是，富含优质蛋白的动物性食物也大多含有脂肪和胆固醇，故进食时可选用瘦肉、脱脂奶等。通常建议患者饮用脱脂牛奶250 mL/d；进食完整鸡蛋（注意不是蛋清）2～3次/周，每次50 g；进食烹饪方法以炖、清蒸为主的鱼类2～3次/周，每次150 g等。

冠心病外科手术后一日食谱举例见表2-10。

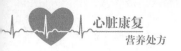

表2-10　冠心病外科手术后一日食谱举例

餐次	食物内容及数量
早餐	牛奶（200 mL） 麦胚面包（面包75 g） 白水煮蛋（鸡蛋50 g） 炝拌水萝卜丝（水萝卜50 g）
加餐	柠果100 g
午餐	酿柿椒（瘦肉75 g、柿子椒50 g） 清炒莴苣叶（莴苣叶200 g） 二米饭（大米35 g、小米15 g） 金银卷（面粉35 g、玉米面15 g） 芥菜花蛤豆腐汤（花蛤25 g、豆腐50 g、芥菜10 g）
加餐	蓝莓100 g
晚餐	蒜蓉开背虾（大虾100 g、大蒜25 g） 西芹百合（西芹75 g、百合35 g） 蒸南瓜（南瓜50 g） 米饭（大米50 g） 瓜片蛋花汤（黄瓜10 g、鸡蛋白15 g）
加餐	原味酸奶100 mL，无盐坚果15 g
调料	盐<3 g，油<20 g
备注	本食谱共提供能量1 711 kcal，蛋白质89 g

第八节　心 力 衰 竭

一、心力衰竭现状

心力衰竭（heart failure，HF）简称心衰，是指由于心脏的收缩功能和（或）舒张功能发生障碍，不能将静脉回心血量充分排出心脏，导致静脉血液淤积，动脉系统血液灌注不足，引起心脏循环障碍症候群，此种障碍症候群集中表现为肺淤血、腔静脉淤血。心力衰竭并不是一个独立的疾病，而是心脏疾病发展的终末阶段。绝大多数的心力衰竭都是以左心衰竭开始的，即首先表现为肺循环淤血。全球有超过2 300万人受HF影响，HF是导致老年人住院和残疾的主要因素。

二、营养对心力衰竭的重要性

HF主要是由高血压病、冠状动脉疾病、心肌病和瓣膜性心脏病四种基础疾病引起，除此之外，遗传因素，尤其是在扩张型心肌病中，也发挥着巨大的作用。尽管在HF预防和治疗方面已经有了相关的改进，但患者生活质量经常受损，所以，当HF已经确诊时，改善生活方式，尤其是科学的营养支持对HF的治疗具有重要的意义。

三、心力衰竭膳食营养原则

HF的营养支持包括坚持地中海饮食、低钠饮食或DASH饮食以及运动训练，能够降低HF发生的风险，提高HF患者的内皮功能、运动能力和生活质量。

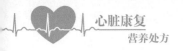

1. 食物多样、谷类为主

多选用复合碳水化合物，多吃粗粮，粗细搭配，少食单糖、蔗糖和甜食。限制单糖和双糖含量高的食物摄入，如甜点心、糖果、冰激凌、巧克力、蜂蜜等。

2. 多吃蔬菜、水果和薯类

蔬菜水果（图2-13）中含大量维生素、矿物质、膳食纤维等，每天摄取适量新鲜蔬菜、水果且种类多样化有助于预防HF的发生。绿叶蔬菜、水果、薯类等食物含丰富的B族维生素，食用后可补充叶酸、维生素B$_6$、维生素B$_{12}$，可降低血清同型半胱氨酸的水平。

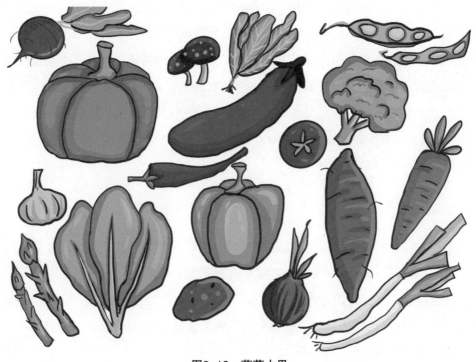

图2-13　蔬菜水果

3. 常吃奶类、豆类或其制品

奶类除含丰富的优质蛋白质和维生素外，含钙量较高，且利用率也很高，是天然钙质的极好来源。研究指出缺钙可能加重高钠引起的血压升高。大豆蛋白含有丰富的异黄酮、精氨酸等，多吃大豆制品可对血脂产生有利的影响，具有降低血清总胆固醇和抗动脉粥样硬化的作用，每天摄入25 g含有异黄酮的大豆类制品，可降低发生心血管疾病的风险。

4. 适量摄入禽、蛋、瘦肉，少吃肥肉、荤油和煎炸食品

控制膳食中总脂肪量及饱和脂肪酸的比例，摄入充足的单不饱和脂肪酸。

5. 限制总水量摄入，吃清淡少盐的膳食

考虑到过多的液体量会加重循环负担，建议HF患者每天摄入液体量为 1 000～1 500 mL，根据季节与病情进行增减。钠的摄入量控制在70 mmol/d或 1.7 g/d（相当于摄入氯化钠4 g/d），有助于降低血压且不会产生副作用。

6. 注意对HF有临床影响的营养药品

对HF有临床影响的营养药品见表2-11。

表2-11 对心力衰竭有临床影响的营养药品

保健品	每天允许摄入量	对症状的影响
辅酶Q10	100～300 mg	自我感觉及生活质量提升；心功能分级（NYHA）降级
D-核糖	5 g	自我感觉、生活质量、运动能力提升
左旋肉碱	1 500～6 000 mg	心绞痛症状缓解
左旋肌肽	500 mg左旋肌肽 3～6 g乳清酸镁	自我感觉、生活质量、运动能力提升
ω-3多不饱和脂肪酸	1～4 g	无研究
益生菌	>3.5 CFU	自我感觉及生活质量提升

四、心力衰竭食物推荐

1. 选择富含不饱和脂肪酸的食物和植物油

选择富含不饱和脂肪酸的食物，如花生、核桃、榛子等坚果（图2-14）。烹调菜肴时，最好选用芝麻油、花生油、豆油、菜油、橄榄油等含有不饱和脂肪酸的植物油。

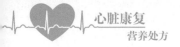

2．每周食用1～2次鱼和贝类食品

鱼和其他海洋动物的脂肪酸组成与陆地动物不同，含丰富的二十碳五烯酸（EPA）和二十二碳六烯酸（DHA）。据估计，心力衰竭高危人群摄入海鱼40～60 g/d，可提供EPA和DHA 200 mg/d。

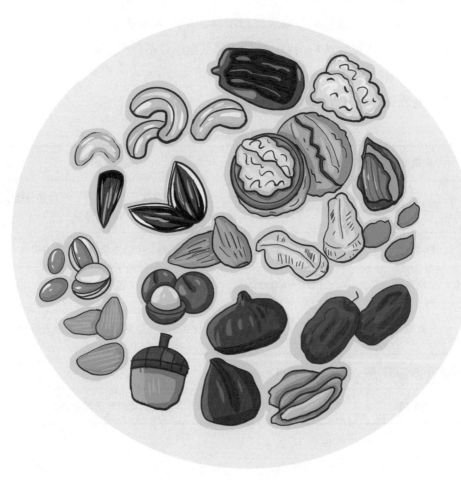

图2-14　坚果

心力衰竭一日食谱举例见表2-12。

表2-12 心力衰竭一日食谱举例

餐次	食物内容及数量
早餐	牛奶（200 mL） 小枣发糕（面粉50 g、小枣10 g） 白水煮蛋（鸡蛋50 g） 椒油土豆丝（土豆75 g、柿子椒25 g）
加餐	苹果100 g
午餐	清炖排骨海带（肋排50 g、海带100 g） 香菇扁豆丁（香菇50 g、扁豆100 g） 二米饭（大米35 g、小米15 g） 小窝头（玉米面30 g、面粉20 g）
加餐	猕猴桃100 g
晚餐	清汤墨鱼丸（墨鱼75 g、菠菜50 g） 虾米萝卜丝（萝卜200 g、虾米25 g） 蒸芋头（芋头50 g） 米饭（大米50 g）
加餐	原味酸奶100 mL，无盐坚果15 g
调料	盐<3 g，油<20 g
备注	本食谱共提供能量1 758 kcal，蛋白质81.7 g

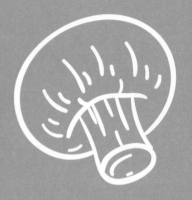

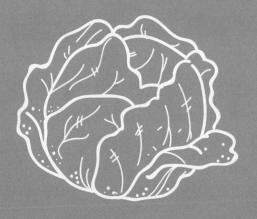

第三章

心血管疾病患者必要的营养素补充

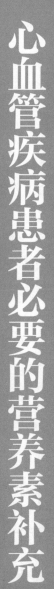

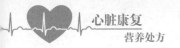

第一节　血管清道夫——ω-3脂肪酸

一、ω-3脂肪酸

根据饱和程度，可将脂肪酸（FA）分为两类：饱和脂肪酸（SFA）和不饱和脂肪酸（UFA）。SFA主要来源于动物脂肪和热带植物油（如棕榈油、椰子油等），不仅能为人体提供能量，同时能增加人体胆固醇和中性脂肪含量，使其可以在人体内直接合成。UFA又可分为单不饱和脂肪酸（MUFA）与多不饱和脂肪酸（PUFA）。根据双键的位置及功能又将PUFA分为ω-6脂肪酸和ω-3脂肪酸。亚油酸和花生四烯酸（AA）属于ω-6脂肪酸，α-亚麻酸（ALA）、EPA和二十二DHA属于ω-3脂肪酸。由于人体不能自身合成亚油酸和α-亚麻酸，必须从膳食中补充，故二者被称为必需脂肪酸。非必需脂肪酸是人体可以自行合成的，不必依靠摄入的脂肪酸，它包括饱和脂肪酸和一些单不饱和脂肪酸。

ω-3脂肪酸，又被写作Ω-3，中文称"欧美加3""欧米伽3"。ω-3脂肪酸由寒冷地区的水生浮游植物合成，以摄入此类植物为生的深海鱼类（如野鳕鱼、鲱鱼、鲑鱼等）的内脏中富含该类脂肪酸（图3-1）。

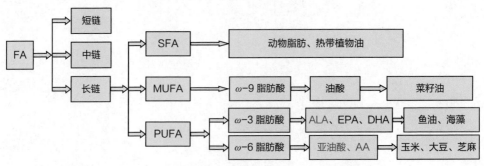

其中α-亚麻酸（ALA）、亚油酸和花生四烯酸（AA）为必需脂肪酸。

图3-1　脂肪酸分类图

二、ω-3脂肪酸的研究起源

1929年，生物学家埃文斯与迈克尔·莱斯利·伯尔（Michael Leslie Burr）发现必需脂肪酸，他们发现哺乳类动物不具备合成ω-3脂肪酸和ω-6脂肪酸碳链上双键的能力。α-亚麻酸可以通过酶伸长碳链和去饱和形成EPA和DHA，而深海鱼油是提炼ω-3脂肪酸的最为丰富的来源。1944年，英国生理学家休·辛克莱（Hugh Sinclair）发现因纽特人心血管疾病的低发病率与其饮食习惯存在特定关系。1956年，Sinclair深入研究后发现ω-3脂肪酸的摄入对心血管疾病具有保护作用，并将该研究发表在《柳叶刀》杂志上。

1985年，达安·克罗姆豪特（Daan Kromhout）等人的Zutphen研究（来自荷兰的一项前瞻性队列研究）发现，每周吃鱼1～2次的人群相比不吃鱼的人群发生冠心病（CAD）的风险明显更低。1989年，Burr等人对饮食与心肌再梗死研究（DART研究）发现，接受每周增加深海鱼摄入建议的心血管疾病患者相对未接受建议的患者冠心病的死亡率显著下降。这一结果引起众多研究者对ω-3脂肪酸和深海鱼应用于心血管疾病患者一级预防和二级预防的关注。

三、ω-3脂肪酸的作用机制

近几十年来，关于ω-3脂肪酸作用于心血管系统的机制基础与临床研究众多，结论各异。ω-3脂肪酸比较明确的作用机制有：抗炎，降低甘油三酯的水平，抗心律失常，改善内皮功能、抗栓和稳定斑块，调节心率、血压、心脏充盈和自主神经功能等（图3-2）。

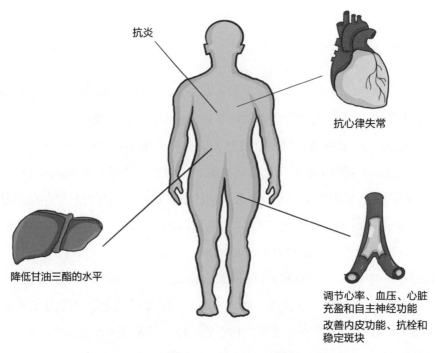

抗炎

抗心律失常

降低甘油三酯的水平

调节心率、血压、心脏
充盈和自主神经功能
改善内皮功能、抗栓和
稳定斑块

图3-2 ω-3脂肪酸对心血管系统产生影响的机制

1. 抗炎

ω-3脂肪酸能减少内皮细胞、血小板和炎症细胞中AA的含量，使AA代谢生成的一系列促炎介质包括前列腺素E_2（PGE_2）、血栓素B_2（TXB_2）和白三烯B_4（LTB_4）减少。更重要的是，EPA是环氧化酶和脂氧合酶的底物，能增加类花生酸代谢产物3系的PGs和TXs的生成，而这些物质是具有抗炎效果的。此外，ω-3脂肪酸亦能独立影响类花生酸的下游产物。例如，ω-3脂肪酸会对炎症细胞因子的表达产生作用，部分情况下，ω-3脂肪酸通过调节炎症细胞胞内信号通路从而使转录因子失活。

2. 降低甘油三酯的水平

ω-3脂肪酸可降低多种心血管疾病的风险，其中疗效最确切的是可以降低血浆甘油三酯的水平。ω-3脂肪酸通过降低肝脏合成的极低密度脂蛋白胆固醇（VLDL），抑制脂质新生（DNL）（该过程可将糖类转化为脂肪）、脂肪酸β-氧化、非酯化脂肪酸向肝脏的转运等作用，使甘油三酯合成所需的肝酶活性降低，而磷脂合成所需的酶增加，从而降低甘油三酯合成。此外，ω-3脂肪酸能促进线粒体或过氧化物酶体内的β氧化，最终导致合成TG的脂肪酸底物减少。此外，EPA能有效减少高血脂人群的残粒脂蛋白，降低动脉粥样硬化风险。

ω-3脂肪酸降低TG的水平呈剂量依赖性，同时亦存在个体差异，基线水平越高的患者，ω-3脂肪酸导致TG下降的幅度越大。

3．抗心律失常

细胞实验和动物实验均证实ω-3脂肪酸可直接影响心房和心肌细胞的电稳定。细胞实验已经明确ω-3脂肪酸可通过影响电压依赖性钠通道和电压依赖性钙通道来减少缺血区域细胞膜动作电位的产生，从而阻止心肌室性心律失常的发生。

众多的观察性研究和大型随机对照试验研究均证实ω-3脂肪酸摄入可降低发生心脏性猝死的风险，这表明ω-3脂肪酸在动物研究中所表现出来的抗心律失常作用可扩展到人类。在心律失常高发患者猝死的一级和二级预防方面，鱼油所展现出来的功效是值得期待的（图3-3）。

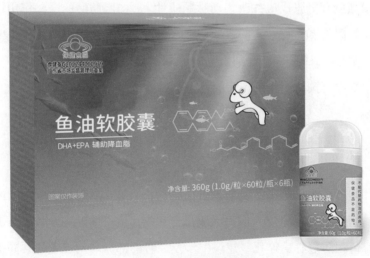

图3-3　某品牌鱼油胶囊

4．改善内皮功能、抗栓和稳定斑块

通过对动物的实验研究发现，长期服用鱼油能增强正常猪冠状动脉内皮依赖性舒张反应，EPA在其中发挥了重要作用。同时，鱼油也能改善高脂饮食和冠状动脉粥样硬化猪的冠状动脉和股静脉的内皮细胞功能依赖性舒张反应。

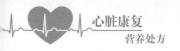

ω-3脂肪酸通过抗血小板聚集作用来降低血栓形成的风险，更重要的是ω-3脂肪酸能抑制血栓素A_2（TXA_2）合成，体外研究发现其作用类似TXA_2/PGE_2受体抑制剂。补充ω-3脂肪酸能下调血小板衍生生长因子（PDGF-A和B）的信使核糖核酸（mRNA）表达。

此外，ω-3脂肪酸不仅可以阻止血管斑块的进展，同时可以对稳定斑块产生作用。随机临床试验表明，ω-3脂肪酸能增加组织中EPA和DHA含量，同时能减少颈动脉的巨噬细胞浸润和增厚纤维帽。

5. 调节心率、血压、心脏充盈和自主神经功能

ω-3脂肪酸的摄入可降低静息心率、收缩压和舒张压。通过动物实验证实，ω-3脂肪酸调节心率的直接作用机制是其可抑制心肌细胞的某些离子通道；间接作用机制是，ω-3脂肪酸可改善因左心室舒张期充盈和迷走神经张力增加而导致的心率下降问题。此外，ω-3脂肪酸摄入后可通过流量介导的动脉扩张改善内皮功能，进而促进一氧化氮的产生、减轻对去甲肾上腺素和血管紧张素Ⅱ的血管收缩效应、增强血管舒张反应并改善动脉顺应性。ω-3脂肪酸的这些作用均有助于降低全身血管阻力和血压。实验表明，ω-3脂肪酸可减少内皮功能相关生物标记物的产生，如E-选择素、血管细胞黏附分子-1及细胞间黏附分子-1等。因此，内皮功能正常亦可预防心血管疾病的发生。

四、关于ω-3脂肪酸的膳食指南

国内和国际组织已给出了一般人群所需深海鱼或ω-3脂肪酸摄入量的建议。综合不同的指导意见，建议人们每天服用至少250 mg的EPA+DHA或至少每周食用两餐深海鱼预防冠心病猝死。建议中涉及二者的部分均指二者的共同摄入量及其效应值。

关于ω-3脂肪酸摄入量的膳食指南没有性别或种族的差异。美国心脏协会《美国促进心血管健康和减少疾病的2020战略目标》将每周至少食用666.21 g深海鱼类定义为心血管理想健康状态的五类基本膳食标志之一。美国2010年膳食指南建议具有心血管疾病高危因素的人群应每周摄食680.39 g的海鱼类产品，其

中选取的鱼类应满足的条件是：该鱼类可向人体提供至少250 mg/d的EPA+DHA（每周1 750 mg）。但目前多数国家的饮食摄入水平均无法达到建议的ω-3脂肪酸摄入水平值。

中外指南/共识中，关于ω-3脂肪酸摄入的指南推荐见表3-1。

表3-1　关于ω-3脂肪酸摄入的指南推荐

中外指南/共识	降低血甘油三酯的治疗推荐
2007年《中国成人血脂异常防治指南》	推荐使用85%以上高纯度深海鱼油治疗血脂异常
2011年美国心脏协会关于《甘油三酯与心血管疾病：AHA科学声明》	ω-3脂肪酸降低血甘油三酯需要量（2～4 g/d）很难单纯通过每天膳食摄取，因此需要通过胶囊进行补充
2011年美国心脏协会（AHA）和美国心脏病学会基金会（ACCF）《冠脉和其他动脉粥样硬化性心血管疾病患者二级预防指南》	所有心血管病患者推荐食用深海鱼或鱼油胶囊补充ω-3脂肪酸（1 g/d）以降低心血管疾病风险 他汀类药物治疗后非高密度脂蛋白胆固醇（non-HDL-C）仍升高的患者推荐连用烟酸、贝特类或鱼油
2011年欧洲心脏病学会和欧洲动脉粥样硬化学会（ESC/EAS）《血脂异常管理指南》	推荐使用ω-3脂肪酸对高甘油三酯血症进行干预（IIa，B），推荐剂量2～4 g/d
2012年血《脂相关性心血管剩余风险控制的中国专家共识》	他汀治疗LDL-C达标后，若TG≥200 mg/dL，选用贝特类、盐酸或ω-3脂肪酸联合治疗
2013年《国际动脉粥样硬化学会（IAS）立场报告：全球血脂异常诊治建议》	推荐摄入高剂量ω-3脂肪酸作为严重高甘油三酯血症（TG>500 mg/dL）药物治疗的替代选择
2014年美国国家脂质协会（NLA）《以患者为中心的血脂异常管理建议》	TG≥1 000 mg/dL的患者主要以降低TG和VLDL-C的药物［如高剂量（2～4 g/d）ω-3脂肪酸］作为一线治疗 TG在500～999 mg/dL的患者以降低TG的药物或他汀类药物作为一线治疗
2016年《中国成人血脂异常防治指南》	他汀类药物与鱼油制剂ω-3脂肪酸联合应用可治疗混合型高脂血症，且不增加各自的不良反应。由于服用较大剂量ω-3脂肪酸有增加出血的危险，并增加糖尿病和肥胖患者的热卡摄入，不宜长期应用

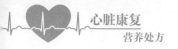

续表

中外指南/共识	降低血甘油三酯的治疗推荐
2019年欧洲心脏病学会和欧洲动脉粥样硬化学会《2019年ESC/EAS血脂异常管理指南》	预防严重高甘油三酯血症急性胰腺炎的行动：限制饮食中的卡路里和脂肪含量以及戒酒，使用贝特类药物治疗，使用ω-3脂肪酸（2～4 g/d）作为辅助治疗
2019年《血脂异常基层诊疗指南》	鱼油主要成分为ω-3脂肪酸，主要用于治疗高脂血症。降低TG的剂量为每次1.0 g，每天3次。单用或与贝特类或他汀类药物联合使用，能降低TG 30%～40%，且不良反应少，耐受性好，常见不良反应为轻微消化道反应。需要注意的是，高纯度ω-3脂肪酸（2～4 g/d）才能有效降低TG水平
2020年美国临床内分泌医师学会（AACE）和美国内分泌学院（ACE）共同发布《血脂异常的管理和心血管疾病的预防共识声明》	他汀类药物治疗应与贝特类药物、处方级ω-3脂肪酸和（或）烟酸联合使用，以减少所有甘油三酯≥500 mg/dL患者的甘油三酯，在任何患有≥2 ASCVD危险因素和甘油三酯在135～499 mg/dL之间的糖尿病患者的他汀类药物中，应添加二十碳五烯酸乙酯，以防止ASCVD事件
2020年退伍军人卫生署和美国国防部（VA/DoD）临床实践指南《降低心血管疾病风险的血脂异常管理》	对于初级或二级预防，建议将ω-3脂肪酸作为膳食补充剂，以降低心血管疾病风险
2020年《急性冠状动脉综合征患者血脂管理临床路径专家共识》	对于合并甘油三酯升高患者，推荐使用贝特类、烟酸类药物或者ω-3脂肪酸药物来降低甘油三酯水平
2021年《中国高血压患者血压血脂综合管理的专家共识》	采用二十碳五烯酸乙酯（IPE，高纯度鱼油制剂）治疗：大剂量IPE（每次2 g，每天2次）治疗后，TG水平及心血管事件发生率可有一定程度的降低
2021年波兰指南《血脂异常的诊断和治疗》	ω-3脂肪酸显著降低了甘油三酯浓度（20%～30%）和超敏C反应蛋白（hs-CRP）浓度（12%～20%） 持续性高甘油三酯血症（TG>200 mg/dL或2.3 mmol/L）患者可以考虑在他汀类药物和贝特类药物中添加至少2 g的ω-3脂肪酸 在持续TG>150 mg/dL的高风险ASCVD患者中，除他汀类药物外，还应考虑使用ω-3脂肪酸2×2 g的剂量
2022年《县域血脂异常分级诊疗技术方案》	对于严重高脂血症患者，即空腹TG≥5.7 mmol/L（500 mg/dL），应首先考虑使用主要降低TG的药物，如贝特类、高纯度鱼油制剂或烟酸类

五、ω-3脂肪酸与心血管疾病的结论

ω-3脂肪酸对心血管系统的保护作用是多方面的。人群对每天摄入1 g ω-3脂肪酸普遍可以耐受，同时不会增加出血风险。此外，在2015年欧洲心脏病学会年会上，诺贝尔生理学/医学奖获得者伊丽莎白·布莱克本（Elizabeth Blackburn）发现了ω-3脂肪酸可延缓心血管疾病患者端粒酶的缩短，而端粒酶缩短的速度与人的寿命息息相关。

总之，根据中外指南的建议，ω-3脂肪酸可应用于高甘油三酯血症、冠心病、心肌梗死以及心衰的患者，应该被积极推荐（图3-4）。

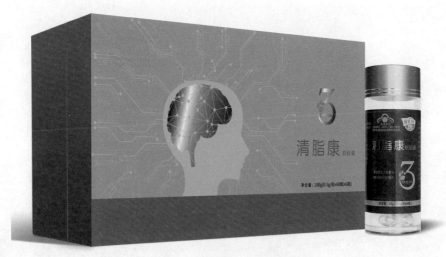

图3-4　某品牌ω-3脂肪酸胶囊

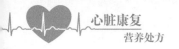

第二节 植 物 甾 醇

植物甾醇又称植物固醇，是植物中的一种天然活性成分，在结构上与动物性甾醇如胆固醇相似（图3-5）。植物甾醇是一个大家族，自然界中有70多种结构相似的植物甾醇，常见的包括β-谷甾醇、谷甾烷醇、菜油甾醇、豆甾醇、燕麦甾醇等。人和动物不能通过内源性途径合成植物甾醇，仅能通过饮食摄入。据估计，我国居民膳食中植物甾醇平均摄入量为200～400 mg/d。

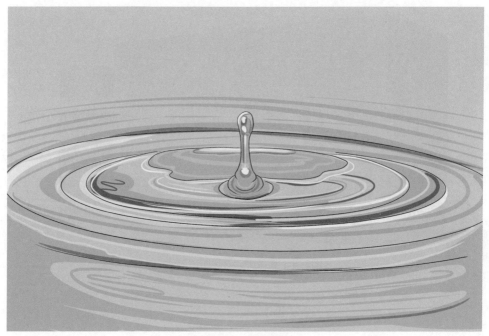

图3-5 植物甾醇

植物甾醇可以有效降低胆固醇含量，进而减少心脑血管疾病的发病风险。植物甾醇抑制胆固醇吸收的机制有：植物甾醇在化学结构上与动物性甾醇（胆固醇）相似，使植物甾醇可以竞争性地"占领"胆固醇在肠道中的载体，使人体吸收的胆固醇减少；另外，只有在人体每天膳食胆固醇摄入高于450 mg的情况下，植物甾醇才会发挥它阻碍胆固醇吸收的作用，这意味着，如果人体本身胆固醇的摄入量不高，植物甾醇就不会影响胆固醇的吸收，使体内胆固醇保持在正常的水平。

欧洲癌症和营养学前瞻性调查（EPIC）研究结果表明，血浆植物甾醇水平与冠心病风险相关，而植物甾醇摄入量高的人群其心脏代谢风险较低。在1985—1986年，一项针对232名CVD高危男性的前瞻性研究表明，在中年男性人群中血清植物甾醇水平与心血管疾病死亡率呈负相关。LDL-C升高被公认为心血管疾病的危险因素之一。系统综述显示，每天摄入1.5～3 g植物甾醇或甾烷醇可以使LDL-C降低7.5%～12%。此外，最近的一项研究进一步证实，每天摄入2 g植物甾醇可以起到降低糖尿病患者的TG和LDL-C水平的作用。此外，植物甾醇除了本身具有降低血脂的作用外，还可能与降脂药物发挥协同作用。一项纳入8篇研究（306人）的Meta分析表明，与单独使用他汀类药物相比，合用植物甾醇后会使血清总胆固醇下降14.01 mg/dL、LDL-C下降13.26 mg/dL，其降低血脂的效果比单纯增加他汀类药物剂量更有效，且减少他汀类药物的剂量和不良反应。

研究表明，除了降低血清LDL-C水平外，每天摄入植物甾醇和甾烷醇2 g可降低TG水平，一项随机对照试验Meta分析纳入12项研究（935名高胆固醇血症受试者），发现每天摄入1.6～2.5 g植物甾醇可以使TG降低6.0%。蛋黄酱、色拉调味品、豆制品、谷物、烘焙产品、橙汁和植物油等食物中添加的植物甾醇均具有降低胆固醇的作用。基于两项荟萃分析的证据，植物甾醇降低胆固醇的作用在所有食品形式中均有效，而脂肪类食品和低脂或非脂肪类食品在降低LDL-C的功效方面没有明显差异。

我国居民膳食中植物甾醇平均摄入量为200～400 mg/d，无法达到降低胆固醇的有效剂量。许多植物性食物都含有植物甾醇，所以饮食应该多样化，通过多种饮食渠道增加植物甾醇的摄入量。最常见的是谷类，特别是杂粮（图3-6），如紫米、薏米、荞麦、小米、玉米等的植物甾醇含量较高，每100 g杂粮中含60 mg以上的植物甾醇。豆类的植物甾醇含量比谷类高，每100 g黄豆中植物甾醇含量超过100 mg。豆腐是最常见的豆制品，每100 g约含植物甾醇30 mg。植物油是植物甾醇含量最高的一类食物。以常见的100 g植物油中植物甾醇含量为例：

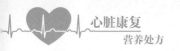
精炼玉米油中约含植物甾醇768 mg、芝麻油中约含植物甾醇700 mg、精炼大豆油中约含植物甾醇419 mg、花生油中约含植物甾醇250 mg。所以，植物油是膳食中植物甾醇的一个重要来源。但植物油摄入过多，会导致热量过剩，增加肥胖和心血管疾病等慢性病的发病率。按照中国营养学会建议：每天植物油摄入量以25 g为宜。可以适当调整食用油的种类，选择含植物甾醇较高的植物油作为烹调用油，这样就可以在摄入热量不变的情况下，多摄入植物甾醇。另外，蔬菜水果也能提供植物甾醇。蔬菜中如花菜、西兰花、莜麦菜等的植物甾醇含量相对较高，而冬瓜、茄子、柿子椒等的植物甾醇含量相对较低。水果中如橙子、橘子、山楂等的植物甾醇含量相对较高，而西瓜、香瓜等的植物甾醇含量相对较低。

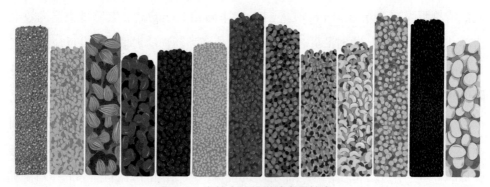

图3-6　杂粮中植物甾醇含量较高

植物甾醇对心血管疾病的保护作用主要体现在可能降低LDL-C、TG等的发病风险。对于血脂代谢紊乱的人群，除了饮食搭配要均衡，增加植物甾醇的摄入量外，还可强化补充添加植物甾醇或植物甾烷醇的食品和膳食补充剂。按照《中国成人血脂异常防治指南（2016年修订版）》，每天摄入2～3 g植物甾醇或植物甾烷醇可有效防治血脂异常。

第三节 心脏加油站——辅酶Q10

辅酶Q是广泛存在于各种生物体中的脂溶性醌类化合物，不同来源的辅酶Q的侧链异戊烯单位的数目不同，在人类和哺乳动物中有10个异戊烯单位，故称辅酶Q10。辅酶Q10在人体中可以以三种氧化态的形式存在：完全氧化的泛醌形式、自由基半醌中间体及完全还原的泛醇形式，通过在线粒体内膜的质子转移中自身的一系列连续氧化还原反应发挥重要的生理作用（图3-7）。辅酶Q10在人体中分布广泛，但含量差别较大，在心脏、肝脏、肾脏等组织器官中浓度较高。辅酶Q10在线粒体内膜中合成，在20岁时，人类自主合成辅酶Q10的能力达到顶峰，直至50岁左右开始逐年下降，在心脏中的减少尤为明显，77岁的老人比20岁的年轻人心肌中的辅酶Q10减少超过50%。除自身合成外，人体也可以从食物中获取辅酶Q10，在沙丁鱼、秋刀鱼、动物内脏、黑鱼、牛肉、猪肉、花生等食物中辅酶Q10的含量相对较高。

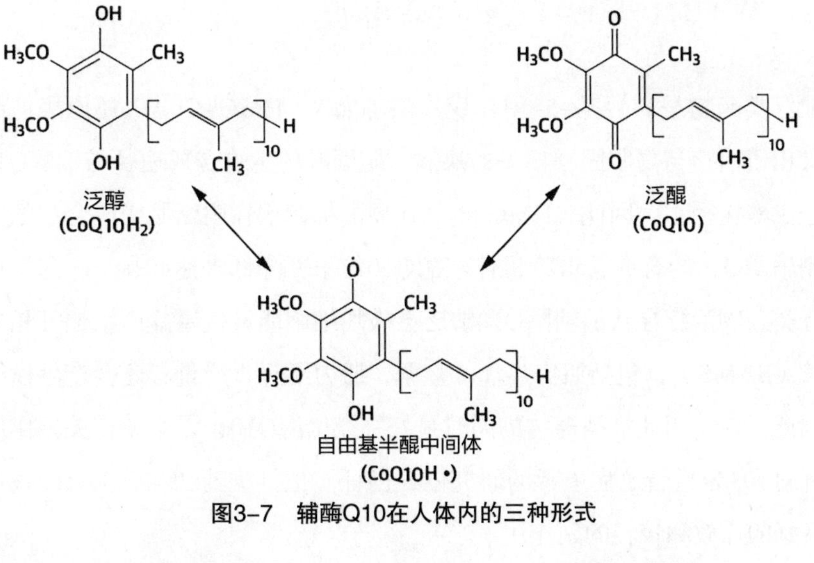

图3-7 辅酶Q10在人体内的三种形式

辅酶Q10的主要功能有两个：一是在能量生产中发挥关键作用；二是抗氧化

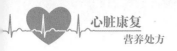
应激。这两个功能决定了辅酶Q10与心脏康复密不可分的关系。首先，辅酶Q10是所有细胞线粒体呼吸链的一个重要构件，是线粒体氧化磷酸化的线粒体复合物的关键辅助因子，是能量货币三磷酸腺苷（ATP）生成的关键成分。因此，辅酶Q10在心脏这种具有高能量代谢需求的器官中发挥着重要的作用。例如，心脏收缩时，从肌质网释放钙离子和随后的收缩蛋白激活都需要能量提供。其次，辅酶Q10是去除自由基、对抗氧化应激损伤、保护质膜免受过氧化的关键生化成分。众所周知，活性氧（ROS）可造成严重的细胞损伤，除此之外，氧化应激和细胞因子的产物可能会触发肌细胞的生长，导致心肌肥大。辅酶Q10可以有效避免ROS对线粒体、DNA和膜蛋白的氧化损伤，还可以减少细胞膜磷脂过氧化和稳定低密度脂蛋白胆固醇（LDL-C）的浓度，防止脂质过氧化对心血管的不利影响。

《中国心力衰竭诊断和治疗指南2018》及《成人暴发性心肌炎诊断与治疗中国专家共识》已明确将辅酶Q10推荐为辅助药物，用于治疗心血管疾病。此外，其也在多项研究中被证明对其他心血管疾病的康复，如高血压病、心脏手术术后、心力衰竭等都有良好的干预效果。

一、辅酶Q10与他汀类药物联用研究

他汀类药物是3-羟基-3-甲基戊二酰辅酶A（HMG-CoA）还原酶抑制剂，经常被用于治疗与高胆固醇相关的疾病。胆固醇的生物合成途径与辅酶Q10相似（甲羟戊酸途径）。因此，HMG-CoA还原酶抑制剂在阻断胆固醇合成的同时也会抑制辅酶Q10的合成，可将机体辅酶Q10的水平降低多达40%。研究发现，使用他汀类药物治疗导致的辅酶Q10缺乏会破坏细胞能量代谢并产生他汀相关的肌肉症状（SAMS），包括肌肉疼痛、痉挛、肌力下降，严重者还会产生横纹肌溶解。因此，在使用他汀类药物的同时最好补充辅酶Q10，以避免相关副作用。在一项针对103名高脂血症患者的研究中，已证实他汀类药物与辅酶Q10联合使用具有良好的疗效和较轻的副作用。

二、辅酶Q10与高血压病康复

一氧化氮（NO）和ROS通过调节中枢神经系统在血压调节中发挥重要作用。ROS的增加和NO生物利用率的降低会激活高血压的神经源性发病机制。超氧自由基与内皮NO反应并产生过氧亚硝酸盐，NO的生物利用率就会降低。随着NO的减少，内皮松弛底层平滑肌的能力降低，导致血管收缩和随后的血压升高。辅酶Q10可抑制由LDL–C氧化介导的内皮一氧化氮合酶下调和诱导型一氧化氮合酶上调，通过其抗氧化作用防止自由基灭活NO，并对内皮直接作用引起血管舒张和血压降低。也有研究证明，辅酶Q10可促进前列腺素和前列环素的生成，以及提高动脉平滑肌对前列环素的敏感性，而前列环素被认为是一种有效的血管扩张剂。另外，辅酶Q10也有调节水钠潴留中血管紧张素的作用，并能降低醛固酮水平。在一项随机双盲对照实验中观察到，在服用12周辅酶Q10后，患者收缩压下降至正常范围。在另一项系统评价中发现，辅酶Q10降低了11 mmHg的收缩压和7 mmHg的舒张压。另外，在此研究中特别指出，对于血压正常的2型糖尿病和缺血性左心室收缩功能障碍等疾病的患者，给予辅酶Q10并不会改变血压。也就是说，辅酶Q10的降压作用仅限于高血压病患者，而不会降低非高血压病患者的血压值。

三、辅酶Q10与心脏手术后康复

心脏手术与氧化应激密切相关，抗氧化酶活性的恢复是术前和术后的关键目标之一。辅酶Q10的补充可以增加其在血清、心房小梁中的浓度，使机体具有更高的线粒体呼吸效率并降低线粒体过氧化物丙二醛（MDA）的含量。一项研究表明，接受心脏手术的患者术前口服辅酶Q10可增加心肌和心脏线粒体辅酶Q10水平，提高线粒体呼吸效率，并增加心肌对氧化应激的耐受性。在另一项随机试验中，接受冠状动脉搭桥手术或瓣膜手术的患者以双盲的方式在术后一个月使用辅酶Q10或安慰剂，结果表明辅酶Q10组的氧化还原状态得到改善，心肌损伤减少，术后住院时间缩短。

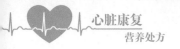

四、辅酶Q10与心力衰竭康复

在辅酶Q10对心脏康复影响的研究领域，心力衰竭是研究最深入、临床证据最多的疾病之一。辅酶Q10在心力衰竭康复中的重要作用机制之一是正性肌力作用。它通过心脏收缩力的上升来改善心排血量，并且可以提高细胞水平上的氧利用率。2014年的一项前瞻性随机多中心实验（Q-Symbio实验）纳入了420名心血管疾病患者，干预组每天服用300 mg辅酶Q10，时间长达2年，以主要不良心脏事件为长期终点，结果证明辅酶Q10对不同原因、不同程度的慢性心力衰竭患者，能有效改善发绀、水肿、肺部啰音、呼吸困难、心悸、乏力和心律失常等临床表现，提高射血分数，显著改善NYHA心功能分级，同时辅酶Q10组显示出较低的心血管死亡率、全因死亡率和心力衰竭的住院发生率。多朱尼卡·福蒂诺（A Domnica Fontino）等人在2013年的一项纳入120项相关研究的荟萃分析中也证实了以上结论（图3-8）。

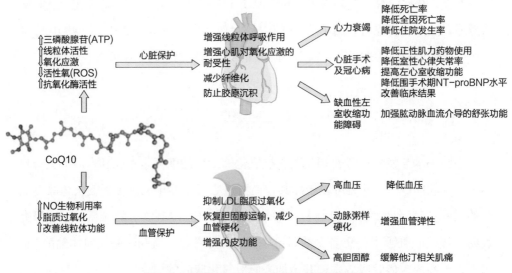

图3-8 辅酶Q10在心脏康复中的作用机制

自1957年辅酶Q10首次被发现后，有关其对心脏康复的积极作用已被大量实验证实。除上述心血管疾病外，其对心律失常、心肌梗死、心肌炎等的益处也屡见报道。辅酶Q10补充剂（图3-9）通过促进线粒体生成腺嘌呤核苷三磷酸（ATP），改善心脏细胞能量代谢，并增强心肌抗氧化能力，从而帮助患者康复，同时，辅酶Q10还可以降低心血管疾病的风险，因此其在临床中的重要作用正被逐渐确立。临床证据表明，长期每天补充200 mg辅酶Q10的安全性良好，每天服用辅酶Q10的最大安全上限可能是1200 mg。因此，补充辅酶Q10可以作为心脏康复的有效辅助手段。

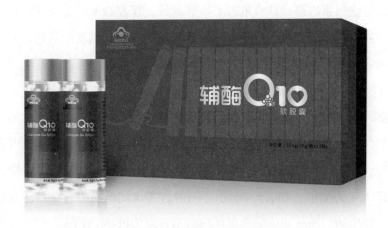

图3-9　某品牌辅酶Q10补充剂

第四节　矿　物　质

一、钠与心脏康复

1. 钠的作用

《中国心血管病报告2018》指出，我国心血管疾病患病率及死亡率仍处于上升阶段，已成为重大公共卫生问题。在心血管疾病的众多危险因素中，膳食钠与

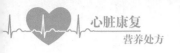
心血管疾病风险之间存在相关性已成为共识，即钠的摄入量和冠心病发病风险之间存在正相关关联。

钠离子是维系机体正常生理功能和内环境稳态必需的组成成分之一，主要通过饮食途径摄入，绝大多数是经肾脏途径排泄。大多数研究证实，钠盐摄入过多是导致高血压病重要的环境因素之一，减少钠盐摄入可以降低血压水平，高钠摄入与高血压病发生之间存在正相关关系。众多研究均表明，高血压病是心血管疾病的主要危险因素，高钠饮食危害心血管系统，使左心室质量增加，动脉血管变硬增厚，内皮细胞壁变硬。但是，近年来有研究发现，过度限制钠盐同样会增加心血管疾病的发病风险。

2. 膳食钠参考摄入量

目前，世界各国以膳食摄入量资料为主要依据，结合钠对心血管的危害，提出膳食钠的适宜摄入量（AI）和预防非传染性慢性病的摄入量（PI-NCD）或目标摄入量（DG）。《中国居民膳食营养素参考摄入量（2013版）》修订的膳食钠参考摄入量为AI值，如表3-2所示。同时，考虑到低钠摄入对预防高血压病的重要性，提出钠的预防非传染性慢性病的摄入量为PI-NCD值。

（1）成年人。中国营养学会修订的我国18岁～49岁成年人钠的AI值为1 500 mg/d，50～79岁为1 400 mg/d，80岁以上为1 300 mg/d。

（2）婴儿。婴儿的AI值主要依据母乳或母乳和补充食物中的钠摄入量确定。0～6月龄婴儿，考虑到生命早期钠摄入对心血管疾病的影响可能比成年时期更需要重视，制定为170 mg/d；6～12个月的摄入量以0～6月龄婴儿和成年人AI值为基础，采用能量摄入比推算方法确定修订该年龄段婴儿的AI值为350 mg/d。

（3）儿童和青少年。中国营养学会采用能量摄入比推算的方法，依据成年人AI值1 500 mg，制定1～3岁、4～6岁、7～10岁、11～13岁、14～17岁人群的钠AI值分别为700 mg/d、900 mg/d、1 200 mg/d、1 400 mg/d、1 600 mg/d。

（4）孕妇与乳母。我国孕妇与乳母的钠AI值同成年人。

"高钠膳食"在我国居民中普遍存在，为预防高血压病，减少心脏损伤，中国营养学会制定我国成年人（18～49岁）膳食钠的PI-NCD值<2 000 mg/d。以成年人PI-NCD值为基础，推算4岁以上儿童和青少年和50岁以上膳食钠

PI-NCD为：4～6岁<1 200 mg/d、7～10岁<1 500 mg/d、11～13岁<1 900 mg/d、14～17岁<2 200 mg/d、50～64岁<1 900 mg/d、65～79岁<1 800 mg/d、80岁以上<1 700 mg/d。

表3-2　我国居民膳食钠参考摄入量　　　　　　　　　　单位：mg/d

人群	AI	PI-NCD
0岁～	170	—
0.5岁～	350	—
1岁～	700	—
4岁～	900	<1 200
7岁～	1 200	<1 500
11岁～	1 400	<1 900
14岁～	1 600	<2 200
18岁～	1 500	<2 000
50岁～	1 400	<1 900
65岁～	1 400	<1 800
80岁～	1 300	<1 700
孕妇	+0	+0
乳母	+0	+0
备注	钠（mg）=食盐（mg）×0.393	

引自：中国营养学会，中国居民膳食营养素参考摄入量（2013版），北京：科学出版社，2014。

3. 主要来源

钠普遍存在于各种食物中，一般动物性食物钠含量高于植物性食物，但人体中钠来源主要为食盐（钠）以及加工、制备食物过程中加入的钠或含钠的复合物［如谷氨酸、小苏打（碳酸氢钠）等］，如酱油、盐渍、腌制肉类、烟熏食品、酱咸菜类、发酵豆制品、咸味休闲食品等。此外，有些地区饮用水的钠含量甚高，可高达220 mg/L（一般含钠量<20 mg/L）。

《中国居民膳食指南（2022）》提出，"会烹会选，会看标签"，营养成分表就是食品标签上关于该食品主要营养成分的说明。按照我国有关要求，营养成分表标注的内容至少应该包括能量、蛋白质、脂肪、碳水化合物（糖类）和钠

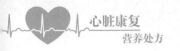

等5项，可根据钠与食盐换算规律得出食盐量：1 g钠相当于2.54 g盐，生抽、酱油、饼干、饮料等食物也是不能忽视的钠摄入途径，也应引起关注。

生活中减少盐进食量的方法有很多种，如使用定量盐勺，并尝试用辣椒、大蒜、醋和胡椒等为食物提味，少吃榨菜、咸菜和酱制食物，少吃熟食肉类或午餐肉、香肠和罐头食品，常食用新鲜蔬果，选择新鲜的肉类、海鲜和蛋类。选择低钠盐、低盐酱油，减少味精、鸡精、豆瓣酱、沙拉酱和调料包的用量。

二、钾与心脏康复

1. 钾的作用

钾离子主要存在于细胞内液，占人体内总钾量98%，细胞外液钾离子占总钾量2%，血清钾离子仅占总钾量0.5%，钾离子分布的微小变化能显著影响细胞内外钾离子的浓度，进而影响神经传递、肌肉收缩和血管张力（图3-10）。

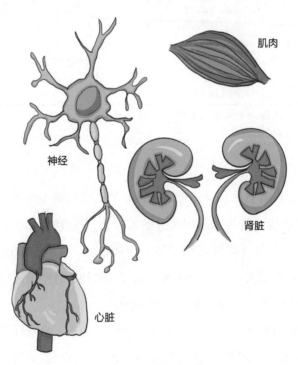

图3-10　钾的作用

心肌细胞内外的钾浓度与心肌的自律性、传导性和兴奋性有密切关系，血钾起到维持心肌正常功能的作用。钾缺乏时，心肌兴奋性增高；钾过多时又使心肌自律性、传导性和兴奋受到抑制，两者均可引起心律失常。心肌收缩期及舒张期，若缺钾或钾过多，钾的细胞内逸出及内移，引起钾的迁移，从而使心脏功能严重失常。

因缺钾导致的心律失常包括房性或室性早搏、窦性心动过缓、阵发性房性心动过速、交界性心动过速、房室阻滞，严重时可见室性心动过速，心室扑动或颤动。体内钾过多可引起血钾浓度升高，血钾浓度高于5.5 mmol/L时，可出现毒性反应，称高钾血症。高钾血症可导致心率缓慢、心音减轻、心律失常等心血管系统副作用，严重时心室纤颤，心脏停搏于舒张期。

许多研究证实，补钾对高血压病患者及正常人的血压有降低作用，对高血压患者的作用较正常人更显著。钾降低血压的作用可能与钾直接促进尿钠排出、抑制肾素-血管紧张素系统和交感神经系统、改善压力感受器的功能，以及直接影响周围血管阻力等因素有关。

亦有报道，钾可以抑制血管内皮细胞和巨噬细胞自由基的形成，可以影响低密度脂蛋白的氧化作用和动脉粥样硬化的发生；抑制血管平滑肌细胞增殖；抑制血小板聚集和动脉血栓形成。

2. 膳食钾参考摄入量

（1）成年人。中国营养学会在制定AI值（表3-3）时，考虑到钾的摄入过低不利于预防高血压病等慢性病，将18岁以上成年人（包括老年人）膳食钾的AI值确定为2 000 mg/d。

（2）婴儿。0～6月龄婴儿，主要依据母乳钾摄入量确定，中国营养学会将我国0～6月龄婴儿钾的AI值修订为350 mg/d。7～12月龄婴儿AI值由母乳以及补充食物中的钾摄入量决定，我国7～12月龄婴儿膳食钾的AI值修订为550 mg/d。

（3）儿童和青少年。中国营养学会将儿童和青少年膳食钾的AI值修订为：1～3岁为900 mg/d、4～6岁为1 200 mg/d、7～10岁为1 500 mg/d、11～13岁为1 900 mg/d、14～17岁为2 200 mg/d。

（4）孕妇与乳母。通常的膳食可满足孕妇及胎儿血钾需要，不需要另外补

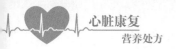

充。乳母因泌乳引起血钾丢失，我国设定乳母钾的额外添加量为400 mg/d。

表3-3 我国居民膳食钾参考摄入量   单位：mg/d

人群	AI
0岁～	350
0.5岁～	550
1岁～	900
4岁～	1 200
7岁～	1 500
11岁～	1 900
14岁～	2 200
18岁～	2 000
孕妇	＋0
乳母	＋400

引自：中国营养学会.中国居民膳食营养素参考摄入量（2013版）.北京：科学出版社，2014。

3．主要来源

大部分食物都含有钾，但豆类、蔬菜和水果是钾最好的来源。每100 g豆类含钾量为600～800 mg，如黄豆、蚕豆、赤小豆、豌豆；每100 g蔬菜和水果含钾量为200～500 mg，如菠菜、苋菜、苹果、香蕉；每100 g鱼类含钾量为200～300 mg，如鲫鱼、鲤鱼、鳝鱼；每100 g肉类中含钾量为150～300 mg；每100 g谷类中含钾量为100～200 mg，如红薯、马铃薯、山药。

由于高钾血症、低钾血症对机体影响大，易出现心律失常、恶心、呕吐、肠梗阻、肾功能障碍等多方面危害，故如果需要额外补充钾则需要专业医生根据病情评估。

三、钙与心脏康复

1．钙的作用

血钙具有调节血管与肌肉收缩、降低动脉粥样硬化风险等作用，在保持心血管健康中扮演着重要角色。细胞内钙离子参与或调节心肌细胞的离子转运、生物电和收缩功能。

钙与高血压病关系密切。原发性高血压病是因血管平滑肌调节功能紊乱，使细胞膜对钙离子处理异常，对钙离子通透性增加，引起细胞内钙离子超负荷，并降低了细胞膜和肌浆网对钙离子的摄取与结合，引起动脉平滑肌过度收缩，增加了总外周阻力，导致高血压病，对心血管产生重要影响。

动脉平滑肌细胞内钙离子超负荷是动脉粥样硬化形成的一个不可忽视的因素。过多钙离子进入细胞，而钙离子向细胞外转运时则消耗大量ATP。因此，细胞内钙离子超负荷引起线粒体结构功能损害，ATP不足，导致平滑肌细胞变性，心血管变性损伤。亦有报道快速升高的血清钙，激活作为钙敏感型受体的血小板，促进血液凝固，进而促使磷酸钙在血管壁沉积，引起血管钙化、动脉粥样硬化，最终导致心血管疾病发生。

2. 膳食钙参考摄入量

《中国居民膳食营养素参考摄入量（2013年版）》在修订膳食钙平均需要量（EAR）研究的基础上，参考国外资料，除对婴儿提出推荐AI值外，对其他年龄段和妊娠期及哺乳期妇女均提出了我国居民膳食钙的推荐摄入量（RNI），如表3-4所示。

（1）婴儿。我国0～6月龄婴儿膳食钙参考摄入量依据母乳摄入量及乳汁含钙量计算，修订0～6月龄婴儿AI值为200 mg/d。7～12月龄婴儿AI值以小婴儿和成年人膳食参考摄入量为基础，采用代谢体重比推算，修订AI值为250 mg/d。

（2）儿童与青少年。1～17岁儿童与青少年的膳食钙EAR值为：1～3岁500 mg/d，4～6岁650 mg/d，7～10岁800 mg/d，11～13岁1 000 mg/d，14～17岁800 mg/d；RNI值为：1～3岁600 mg/d，4～6岁800 mg/d，7～10岁1 000 mg/d，11～13岁1 200 mg/d，14～17岁1 000 mg/d。

（3）成年人。中国营养学会2013年修订成年人的膳食钙EAR值为650 mg/d，RNI值为800 mg/d。

（4）老年人（65岁以上）。中国营养学会2013年修订老年人的膳食钙EAR为800 mg/d，RNI为1 000 mg/d。

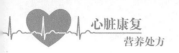

（5）孕妇。中国营养学会2013年从保护母体健康和有利于胎儿骨骼发育的考虑出发，将孕中、晚期的钙RNI定为1 000 mg/d。

（6）乳母。中国营养学会2013年乳母的钙RNI定为1 000 mg/d。

考虑我国居民传统钙摄入量偏低，体格一般较小，目前滥补钙情况比较普遍，为安全计，建议我国成年人钙可耐授最高摄入量（UL），推荐值为2 000 mg/d，此值适用于4岁以上各年龄段人群。

根据婴儿或幼儿高剂量补钙实验制定0～6月龄婴儿UL为1 000 mg/d，7～12月龄和1～3岁幼儿为1 500 mg/d。

表3-4　我国居民膳食钙参考摄入量　　　　　　单位：mg/d

人群	EAR	RNI	UL
0岁～	—	200（AI）	1 000
0.5岁～	—	250（AI）	1 500
1岁～	500	600	1 500
4岁～	650	800	2 000
7岁～	800	1 000	2 000
11岁～	1 000	1 200	2 000
14岁～	800	1 000	2 000
18岁～	650	800	2 000
65岁～	800	1 000	2 000
孕妇（早）	＋0	＋0	2 000
孕妇（中）	＋160	＋200	2 000
孕妇（晚）	＋160	＋200	2 000
乳母	＋160	＋200	2 000

引自：中国营养学会.中国居民膳食营养素参考摄入量（2013版）.北京：科学出版社，2014。

3. 主要来源

膳食钙是补钙的最理想方式，鼓励多吃含钙丰富食物（图3-11）。膳食钙的主要来源是食物和水。奶和奶制品的含钙量丰富且吸收率较高，是获取钙的良好来源，大豆及其制品也是获取钙的良好来源。牛奶是人体中钙的最佳来源，牛奶的钙磷比例适当，非常有利于人体吸收。芝麻酱富含蛋白质、氨基酸及多种维生素和矿物质，含钙量比蔬菜和豆类都高。其他如虾米、芥菜、海参、紫菜、黑木耳、海带等都是富含钙的食物。

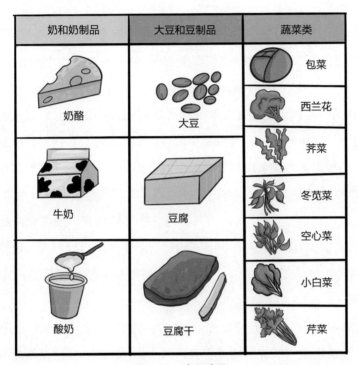

奶和奶制品	大豆和豆制品	蔬菜类
		包菜
奶酪	大豆	西兰花
		荠菜
牛奶	豆腐	冬苋菜
		空心菜
		小白菜
酸奶	豆腐干	芹菜

图3-11　高钙食物

　　一些深绿色蔬菜中钙含量也较丰富，其含量在50～130 mg/100 g。但在选用蔬菜时，应注意其中的草酸含量，若过高则会妨碍钙吸收和利用，可采用适当措施去除部分草酸，如先焯水后炒（使部分草酸溶于水）。处理主食时，也可通过浸泡大米以使植酸酶活跃，通过发酵来减少面粉中植酸含量。此外，还应采用合理的烹调处理方法，避免食物中钙的损失。

　　硬水中含有相当数量的钙，也不失为一种钙的来源。西方国家的人每天所摄入的钙有1/3来自水。

　　目前我国盲目补钙的情况比较普遍，亦有越来越多的研究结果显示，高剂量钙摄入，尤其是补充钙剂，可能增加心血管疾病的发生风险，因此，补钙需要更加谨慎，如需药物钙剂补充，应有专业医师指导。

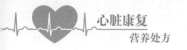

四、镁与心脏康复

1. 镁的作用

镁是人体内四大阳离子之一，在新陈代谢中起着重要作用，与许多疾病相关，临床应用范围日益扩大，尤其是近年来在心血管疾病中的治疗作用备受重视。

（1）镁与冠心病、心绞痛、心肌梗死密切相关：缺镁可引起血脂异常，导致冠状动脉粥样硬化的发生，可引起小动脉痉挛张力增加；镁对稳定血小板细胞膜，防止血小板聚集与调节由钙介导的凝血过程有影响。缺镁可引起血管内血栓形成，急性心肌梗死（AMI）早期（48 h之内）常伴有心肌细胞及血清镁降低。

（2）镁具有抗动脉硬化的作用，这与它能降低血脂，改善血液凝固状态，防止动脉壁损伤等功能有关。小剂量镁治疗有利于防治血栓形成。镁缺乏是心肌病的重要因素之一。镁通过影响心肌代谢，对维持心肌内环境的稳定起到重要作用。

（3）缺镁可引起各种心律失常。其机制可能是缺镁使心肌细胞膜上钠钾泵受到抑制，造成细胞内缺钾，增加心肌自律性和兴奋性，或缺镁使儿茶酚胺释放量增多，增加交感神经活动等而致心律失常。

现在镁剂已成为广谱抗心律失常药，被成功地用于治疗室性期前收缩（室早）、室速、心室纤颤及房性期前收缩（房早）、房速、心房纤颤、室上速等，尤其对室性心律失常效果更佳。

（4）镁与血压关系密切：研究表明镁的摄入量和高血压呈负相关，镁摄入不足的人容易患高血压病。其机制可能是缺镁后钙离子竞争减少，钙离子内流增加使血管收缩，血压升高；缺镁使动脉内膜增厚，血管僵硬，弹性下降，血压升高；缺镁使儿茶酚胺释放增多，交感神经活性增加而导致血压升高。

2. 膳食镁参考摄入量

（1）成年人。中国营养学会推荐18岁以上成年人的膳食镁EAR值为280 mg/d，各年龄段膳食镁RNI值：18～64岁、65～79岁、80岁以上分别为330 mg/d、

320 mg/d、310 mg/d（表3-5）。

（2）婴儿。0～6月龄婴儿AI值为20 mg/d；7～12月龄婴儿修订AI为65 mg/d。

（3）儿童与青少年。各年龄段的RNI：1～3岁、4～6岁、7～10、11～13岁、14～17岁分别为140 mg/d、160 mg/d、220 mg/d、300 mg/d、320 mg/d。

（4）孕妇和乳母。怀孕期间额外增加的EAR约为30 mg/d，RNI额外增加40 mg/d；乳母的RNI不额外增加。

表3-5　我国居民膳食镁参考摄入量　　　　　　　单位：mg/d

人群	EAR	RNI
0岁～	—	20（AI）
0.5岁～	—	65（AI）
1岁～	110	140
4岁～	130	160
7岁～	180	220
11岁～	250	300
14岁～	270	320
18岁～	280	330
65岁～	270	320
80岁～	260	310
孕妇	+30	+40
乳母	+0	+0

3. 主要来源

镁普遍存在于食物中，但不同食物中的镁含量差别较大。绿色蔬菜中的镁含量较高，如菠菜、小白菜、羽衣甘蓝等。其次为粗粮、坚果，如杏仁、葵花籽、腰果、巴西坚果、松子、山核桃、黑豆、芸豆、鹰嘴豆、豌豆和扁豆等。肉类、淀粉类食物及奶类中的镁含量较低。

1989年美国食品与药物管理局研究分析表明，约45%的膳食镁来自蔬菜、水

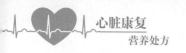
果（如香蕉、草莓、黑莓、葡萄和无花果等）、谷物和坚果。约有29%的膳食镁来自奶、肉、蛋。精制食品的镁含量一般很低。

除了食物之外，从饮水中也可以获得少量镁。但因地区或饮水种类不同，镁的含量差异较大。硬度较高的水中镁含量相对较高，而软水中镁含量相对较低。

第五节　维　生　素

一、维生素A与心脏康复

1. 维生素A的作用

维生素A又被称为视黄醇，是人类必需的一种脂溶性维生素，主要膳食形式是视黄酯和β-胡萝卜素。

近来研究表明，维生素A、胡萝卜素和维生素A原具有一定的抗氧化作用，并能抑制心脏病发病。心脏形态早期对维生素浓度很敏感，因为其能影响心脏形成和原纤维形成，流行病学证据已证实维生素A摄入是降低心血管疾病患病风险的主要膳食因素。

心脏病发病与自由基产生有关，这种结果被称为氧化应力，自由基的产生是诱发充血性心肌梗死、动脉粥样硬化、冠心病和与糖尿病有关心血管疾病的主要因素。维生素和胡萝卜素混合物能有效减轻和预防心血管疾病，其抗氧化性与维生素A和胡萝卜素基本结构有关。

2. 膳食参考摄入量

维生素A的活性表达方式包括国际单位（international unit，IU）和视黄醇活性当量（retinol activity equivalent，RAE）。美国医学研究院（IOM）食物与营养委员会提出以视黄醇活性当量（RAE）评估膳食及补充剂中维生素A的生物活性。1 µg视黄醇活性当量（RAE）=3.3国际单位（IU）维生素A。

目前，中国营养学会建议成年男性和女性的RNI分别为800 µgRAE/d和700 µgRAE/d。在此基础上，孕妇和乳母适量增加维生素A摄入，孕妇从孕中期开始增加膳食维生素A的摄入量，孕中晚期孕妇在700 µgRAE/d的基础上，再增加70 µgRAE/d，以满足孕妇自身维生素A的储备以及胎儿生长发育对维生素A的需求。乳母主要考虑用乳汁哺喂婴儿的额外维生素A需要，建议在700 µgRAE/d的基础上增加600 µgRAE/d。儿童、青少年的维生素A需要量利用成人的数据按照代谢体重法计算获得，婴幼儿的维生素A的推荐摄入量主要是根据母乳中的含量推算出来（表3-6）。

表3-6　我国居民膳食维生素A参考摄入量　　单位：µgRAE/d

人群	EAR		RNI	
	男	女	男	女
0岁～	—	—	300（AI）	300（AI）
0.5～	—	—	350（AI）	350（AI）
1岁～	220	220	310	310
4岁～	260	260	360	360
7岁～	360	360	500	500
11岁～	480	450	670	630
14岁～	590	450	820	630
18岁～	560	480	800	700
孕妇（早）	—	+0	—	+0
孕妇（中）	—	+50	—	+70
孕妇（晚）	—	+50	—	+70
乳母	—	+400	—	+600

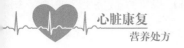

3. 主要来源

维生素A属于脂溶性维生素，许多动物性食物都富含维生素A，如动物的内脏（其中以肝脏的含量最高）、鱼肝油、鱼卵、牛奶等乳制品、禽蛋等，一些植物性食物如胡萝卜、青菜、水果中也含有维生素A（图3-12）。

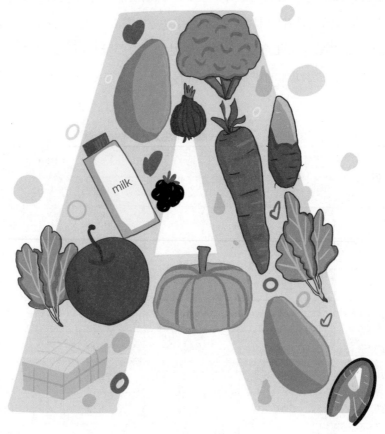

图3-12　富含维生素A食物

在贫困地区或发展中国家，动物性食物的供应比较少，这些地区人群的维生素A食物来源多依靠植物性食物。植物性食物提供类胡萝卜素，类胡萝卜素可在小肠和肝细胞内转变成视黄醇和视黄醛，称为维生素A原，如β-胡萝卜素、α-胡萝卜素和β-隐黄素。类胡萝卜素主要存在于深绿色或红、橙、黄色的蔬菜或水果中，如韭菜、油菜、红心甜薯、西兰花、菠菜、空心菜、芹菜叶、豌豆、胡萝卜、荠菜、西红柿、辣椒、杧果、杏子、柿子等。其中，β-胡萝卜素和α-胡萝卜素主要来自黄橙色蔬菜和水果，*β*-隐黄素主要来自橙色水果。

除膳食来源以外，维生素强化食品、维生素A补充剂也常被用来补充维生素A，但维生素A过量日益成为备受关注的健康问题，用量过大不仅没有益处，反而会引起中毒，带来致畸风险以及骨矿物质丢失和骨质疏松症的风险，因此，如果需要额外补充则需要专业医生根据病情评估。

二、维生素C与心脏康复

1. 维生素C的作用

维生素C又称抗坏血酸，与心血管疾病的关系密切。研究证实，维生素C在一定程度上可以使胆固醇羟基化，从而促进胆固醇的代谢，消除因胆固醇在血管内壁沉积造成的血管弹性受限，使血管通道内的物质运输恢复正常；维生素C的抗氧化作用也在一定程度上减少了动脉硬化的可能，过氧化脂质的形成可使血管保持足够的弹性；能改善心血管内皮的舒张功能，显著降低高血压病患者的收缩压和舒张压；对血管细胞的正常运行具有保护作用，能使早期的动脉粥样硬化得到有效的预防；可以清除自由基，并以此使心肌细胞得到保护，减少自由基对细胞的损害；还可以在一定程度上提高心脏肌糖原的转化速率，从而有效减少心肌缺血等情况的产生，在一定程度上修复心肌损伤。维生素C对心血管系统具有保护作用，可降低患心血管疾病的风险和预防其他相关疾病。

2. 膳食参考摄入量

（1）成年人。中国营养学会在2013年将成年人膳食维生素C的EAR修订为85 mg/d，我国RNI（推荐摄入量）=1.2EAR（平均需要量）=102 mg/d，约为100 mg/d（表3-7）。

（2）婴儿。0～6月龄婴儿AI值按母乳中维生素C的含量乘以哺乳量计算，结果是39 mg/d，约为40 mg/d。7～12月龄婴儿AI约为40 mg/d。

（3）儿童和青少年。儿童和青少年膳食维生素C的需要量，根据成年人的值进一步推算，1～3岁RNI为40 mg/d，4～6岁RNI为50 mg/d，7～10岁为65 mg/d，11～13岁为90 mg/d，14～17岁为100 mg/d。

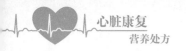

（4）孕妇和乳母。孕早期膳食维生素C的RNI同成年女性，为100 mg/d。孕中、晚期维生素C的RNI为115 mg/d，比成年女性增加15 mg/d。乳母维生素C的RNI为150 mg/d。

表3-7　我国居民膳食维生素C参考摄入量　　　　　单位：mg/d

人群	EAR	RNI
0岁～	—	40（AI）
0.5岁～	—	40（AI）
1岁～	35	40
4岁～	40	50
7岁～	55	65
11岁～	75	90
14岁～	85	100
18岁～	85	100
孕妇（早）	+0	+0
孕妇（中）	+10	+15
孕妇（晚）	+10	+15
乳母	+40	+50

3. 主要来源

人类不能合成维生素C，因此，人体所需要的维生素C要靠食物提供。

维生素C的主要食物来源是新鲜蔬菜与水果，动物性食物维生素C含量较少。蔬菜中，维生素C的良好食物来源主要包括辣椒、苦瓜、茼蒿、白菜、豆角、菠菜、土豆、韭菜、番茄、花椰菜等。水果中，酸枣、刺梨、猕猴桃、红枣、草莓、柑橘、柠檬等维生素C含量最多。在动物的肝脏和肾脏中也含有少量的维生素C，肉、鱼、禽、蛋和牛奶等食品中维生素C含量较少，谷类及豆类维生素C含量也很少，薯类则含有一定量的维生素C（图3-13）。

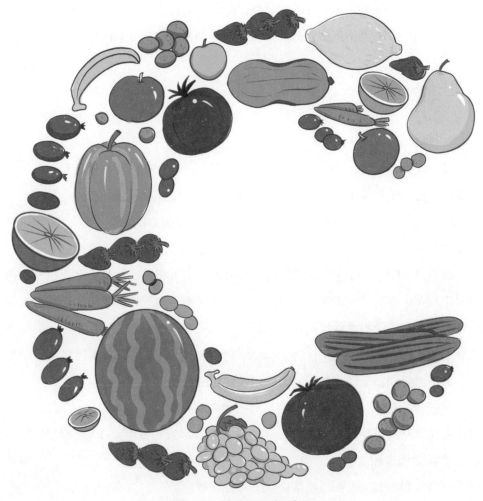

图3-13　富含维生素C食物

因为维生素C结构不稳定，受热易分解，所以对于一些无须加热烹调的水果、蔬菜，如生菜、黄瓜、果椒、番茄等，可以选择生吃，以避免维生素C在烹调过程中的损失，同时提高维生素C的有效性食物供应水平。

由于维生素C的理化性质很不稳定，在烹饪加工过程中很容易受到破坏，烹制技法的选用对于膳食维生素C的供应水平影响很大。对于维生素C含量较高的辣椒、苦瓜、番茄、菜花、甘蓝、莲藕以及菠菜、油菜、小白菜之类的绿色叶菜等瓜果蔬菜，可以尽量采用焯水、凉拌、急火快炒等快速成菜的烹制技法，以尽量减少维生素C在烹调过程中的损失，保证维生素C的有效性食物供应水平。

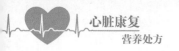
尽管过量补充维生素C的毒性很小，但服用量过多可能产生一些如泌尿系统结石、渗透性腹泻等不良反应，如果需要额外补充应根据专业医师的评估建议。

三、维生素D与心脏康复

1. 维生素D的作用

维生素D是人类必需的一种脂溶性维生素，需要在体内转化成具有活性的维生素D才能发挥生理作用。在肝脏中，维生素D经25-羟基化形成25-羟基维生素D_3[25-(OH)D_3]。几乎在身体各种器官组织内都有维生素D受体，维生素D通过这些受体发挥作用。

血清25-(OH)D_3浓度与低密度脂蛋白胆固醇呈负相关、与高密度脂蛋白胆固醇呈正相关，维持一定的维生素D水平具有良好的心血管保护效应，会使包括动脉粥样硬化在内的心血管疾病风险降低；可以提高细胞内游离钙水平，从而减弱动脉收缩；能抑制炎症反应，减少炎症细胞及细胞因子生成，减轻对血管的损害，保护血管壁，延缓高血压、动脉粥样硬化的进展。

大量研究证实，维生素D水平与冠心病之间存在显著关联，即体内25-羟基维生素D_3水平降低可能是冠心病发病的潜在危险因素。维生素D可以改善主要的心血管风险因素如高血压、内皮功能紊乱、动脉粥样硬化、血管钙化、心脏肥大，可以抑制心衰患者的心肌重构，改善心功能。

2. 膳食参考摄入量

（1）婴儿。婴儿由于生长发育迅速，需要相对大量的维生素D，是维生素D缺乏的高危人群，建议0～12月龄婴儿维生素D的适宜摄入量（AI）为10 μg/d（表3-8）。

（2）儿童和青少年。儿童和青少年户外活动的时间较长，容易得到充足的紫外线照射来合成维生素D，一般每周有2～3次户外活动就能满足他们对维生素D的需要，维生素D膳食摄入量（EAR）为10 μg/d。

（3）成年人。针对成年人群，中国营养学会修订新版居民膳食指南时，参照美国、欧盟等提出的标准，并基于近年来的大量的低维生素水平与慢性病相关的报道，提高了成年人的维生素D推荐摄入量，其RNI值为10 μg/d。

（4）老年人。老年人皮肤合成维生素D的速率、形成具有活性功能的维生素D的速率及靶组织的反应都有所下降，加上皮肤暴露在阳光下的时间减少，老年人缺乏维生素D的现象增多，容易引起骨质疏松、髋骨骨折发生率的增加。因此，65岁以上老年人RNI值定为15 μg/d。

表3-8　我国居民膳食维生素D参考摄入量　　　　　　　单位：μg/d

人群	EAR	RNI
0岁～	—	10（AI）
0.5岁～	—	10（AI）
1岁～	8	10
4岁～	8	10
7岁～	8	10
11岁～	8	10
14岁～	8	10
18岁～	8	10
50岁～	8	10
65岁～	8	15
80岁～	8	15
孕妇	+0	+0
乳母	+0	+0

3. 主要来源

人体维生素D主要通过由皮肤接受紫外线照射而合成或从膳食中获得（图3-14）。阳光照射合成是人体获取维生素D的主要途径，占人体内维生素D

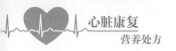

来源的78%～80%。研究表明，1 cm^{2}皮肤在中等强度阳光下照射10分钟可产生1IU的维生素D。

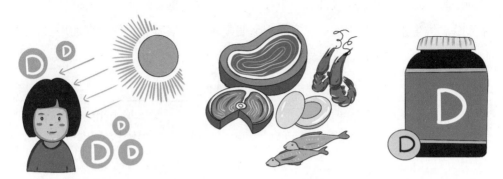

图3-14　补充维生素D的三大方法

动物性食物中含脂肪较高的海鱼（如虹鳟、大马哈鱼、鲱鱼、鲑鱼、沙丁鱼等）、鱼肝油、鱼油、动物肝脏、蛋黄和奶油中有相对含量较多的维生素D$_3$。

植物性食物如蘑菇含有维生素D$_2$。牛乳和人乳的维生素D含量较低，蔬菜、谷物和水果中几乎不含维生素D。

由于食物中维生素D来源不足，许多国家均在常用的食物中添加维生素D$_2$或维生素D$_3$进行强化，如牛奶和奶制品、豆奶、酸奶、早餐麦片等。因此，从食物中获取更高水平维生素D的方法包括多摄入维生素D含量较高的海鱼，以及食用富含维生素D强化食品。

在某些条件下，可以考虑摄入维生素D补充剂，尤其是在阳光照射不足的情况下。但考虑到长期大量摄入维生素D补充剂所导致的不良反应或中毒情况时有发生，包括结石、食欲减退、哭闹、多汗、消化道症状、钙磷在心脏等组织的沉积导致的组织钙化等，因此，如果需要额外补充维生素D应根据专业医生的评估建议。

第六节　膳食纤维

膳食纤维是植物细胞壁的主要组成成分，其不被小肠中的消化酶水解成单糖利用，而是直接进入大肠的多糖和极少量木质素的总和，对人体健康具有重要的作用。膳食纤维主要存在于蔬菜、水果以及谷物中，其可分为可溶性膳食纤维和非可溶性膳食纤维两类（图3-15）。其中可溶性膳食纤维包括果胶、树脂、植物黏液和一些植物多糖等，多存在于燕麦、海藻类、魔芋制品等食品中；而非可溶性膳食纤维包括纤维素、木质素和半纤维素等，多存在于谷物的表皮、水果的皮、荞麦、小麦、玉米面等食品中。

可溶性膳食纤维　　　　　　　　　　不可溶性膳食纤维

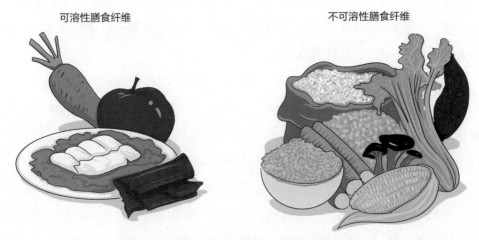

图3-15　可溶性膳食纤维和非可溶性膳食纤维

20世纪70年代以前，膳食纤维是膳食中的非营养物质。随着人们对膳食纤维的不断认识，现代许多研究显示，绝大多数膳食纤维可以降低血清总胆固醇和低密度脂蛋白胆固醇。循证研究发现，保证每天摄入丰富的蔬菜和水果以维持机体健康、改善肥胖，有效降低心血管疾病和肺癌的发病风险，对于预防食管癌、结肠癌、胃癌等消化道癌症有一定作用。全谷物食物是膳食纤维和B族维生素的

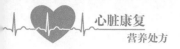

重要来源，适量摄入可降低2型糖尿病的发病风险以及心血管疾病发病和死亡风险，也可以保证肠道健康。高膳食纤维饮食即富含全谷物、豆类、新鲜蔬菜水果的膳食，可降低冠心病的风险，还可以对憩室病、便秘、胆结石等有预防作用。

目前，大量的流行病学证据显示，增加膳食纤维的摄入量能降低心血管疾病的发病风险，并可延缓高危人群向心血管疾病转化的速度。其机制可能包括调节血脂、调控血压、改善炎症和改善胰岛素敏感性等。

（1）调节血脂。膳食纤维对血脂的调节作用可能是对心血管作用的机制之一。大量的研究证据表明，增加膳食纤维摄入可降低血清总胆固醇和低密度脂蛋白胆固醇（LDL-C）的水平，尤其是燕麦摄入能显著降低小而密的LDL-C浓度，减少LDL微粒数量，并且不会影响血清中高密度脂蛋白胆固醇（HDL-C）浓度。换言之，膳食纤维能降低"坏"胆固醇的浓度而不影响"好"胆固醇的浓度。

（2）调控血压。较多的研究显示，膳食纤维的摄入对控制血压能产生有益的作用，发生高血压病的风险显著降低。由此可知，增加膳食纤维的摄入，多吃新鲜的蔬菜和水果可以预防高血压病。

（3）改善炎症。C反应蛋白是预测冠心病发生的独立因子，其浓度的升高会增加冠心病的风险。大量的流行病学证据显示，膳食纤维的摄入量与C反应蛋白浓度呈负相关，而且不管是可溶性膳食纤维还是非可溶性膳食纤维都如此。最新的研究显示，每天大约摄入30 g膳食纤维可以显著地降低C反应蛋白水平。

（4）改善胰岛素敏感性。低胰岛素敏感性是高血压病和动脉粥样硬化的基础，与冠心病之间存在很强的相关性。近年来，有相关研究发现，蔬菜、水果以及粗粮摄入的增加，也就是增加膳食纤维的摄入可以改善胰岛素敏感性。根据国外的一项研究，两组受试者均为高胰岛素血症的超重成年人，随机分配，一组被给予粗粮，另一组被给予细粮，通过6周的观察发现：与摄入细粮的患者相比，摄入粗粮的患者其胰岛素敏感性显著增加。

根据《中国健康生活方式预防心血管代谢疾病指南》和《中国居民膳食指南（2022）》，谷类为主是中国人传统膳食结构的重要特征，也是平衡膳食的基础，建议一般成年人每天摄入谷薯类250～400 g，其中包括全谷物和杂豆类

50～150 g，薯类50～100 g；建议每餐都有谷类，烹调时应"粗细搭配"。建议一般成年人每天摄入不少于300 g的新鲜蔬菜，其中深色蔬菜应占一半；每天摄入新鲜水果200～350 g，不能以果汁代替鲜果。基于健康的考虑，建议坚持餐餐有蔬菜，天天有水果，把全谷物作为膳食的重要组成部分。从蔬菜水果和谷类食物中获取足量膳食纤维，每人每天摄入25～30 g，足量的膳食纤维可以有效减少患冠心病、中风和高血压病的风险。

　　总之，膳食纤维对心血管疾病的作用有非常重要的意义，其摄入的增加可作为一种简单的、经济的、较容易被接受的心血管疾病的防治方法。

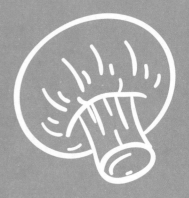

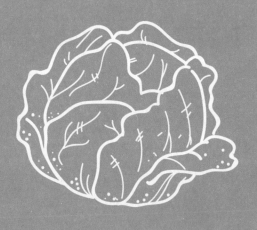

第四章
心血管疾病患者的营养康复误区

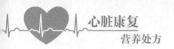

第一节　不忌口和过度限制饮食

心脏是保持身体持续运转的引擎，食物营养是人类赖以生存的基础。科学合理的食物营养是减少肥胖，以及心血管疾病、2型糖尿病等非传染性慢性病发病的有利途径。我国居民普遍存在不健康的生活方式，尤其是吃不忌口、或过度限制饮食。根据《中国居民营养与慢性病状况报告（2020年）》，我国居民患心脑血管疾病、癌症、慢性呼吸系统疾病和糖尿病等四类重大慢性病的患病率与2015年相比有所上升，因此需要积极防治，而积极地应对不仅包括遵守医嘱服药，还需要调整生活方式来配合治疗。

2021年底，美国心脏协会发布了《预防心脏病的饮食指南》。指南指出，终身保持健康饮食有益于身体健康，并强调要重视整体饮食模式，而不能仅强调某种食物或营养素。指南还总结出了预防心血管疾病的饮食和生活方式的十个特点：

（1）吃动平衡：规律运动，保持健康的体重。

（2）饮食种类要丰富：从食物中获得全面的营养。

（3）少吃细粮：选择全谷物及其制品。

（4）选择优质蛋白质：选择植物蛋白（坚果和豆类）、动物肉类（禽类、水产品等）、低脂或脱脂乳制品等，限制红肉和加工肉摄入。

（5）健康的油：适量选择非热带植物榨出的植物油。

（6）新鲜的食物：多吃新鲜的蔬菜和水果，尽可能选择低加工的食物（加工食物包括熏制、腌制或添加防腐剂保存的肉类，以及添加了盐、糖或脂肪的植物性食品）。

（7）少吃甜食：尽量少吃含糖的食物、少喝含糖的饮料。

（8）少吃咸食：选择少盐或不含盐的食物。

（9）限制饮酒：如果没有饮酒习惯就不要饮酒；有饮酒习惯的人应控制饮

酒量、不应过量。

（10）饮食要规律，并遵守《中国居民膳食指南（2022）》。

健康的生活方式是预防和治疗心血管病的基石，保持科学的饮食模式，不仅可以预防心血管疾病，还可以使治疗效果事半功倍。

第二节　过度限盐

众所周知，过量摄入食盐与高血压病、脑卒中、胃癌和全因死亡率有关。但是，过度限盐却是个误区，科学的摄盐才能有利健康（图4-1）。

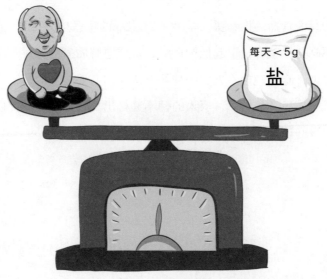

图4-1　科学摄盐

根据《中国居民膳食指南（2022）》推荐成年人的食盐摄入量为每人每天不超过5 g。既然食盐的摄入有这么多害处，那么为什么不能尽可能减少甚至能不用盐就不用盐呢？因为食盐的主要成分是氯化钠，氯和钠都是人体必需的微量元素。钠离子可维持人体全身有效血容量和细胞内外渗透压，增强神经肌肉兴奋

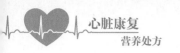

性；钠离子可调节和维持人体内水量恒定，维护血压正常、酸碱平衡，产生胃酸，激活淀粉酶。因此食盐对于人体健康也是非常重要的。人体对食盐的需要量一般为每人每天3～5 g，如果过度限制食盐的摄入可能会导致急性低钠血症。人体内钠的摄入与排出应处在一个平衡状态，如果钠摄入过少或排出过多，血清钠浓度<135 mmol/L，就是低钠血症。其症状如表4-1所示。

表4-1　低钠血症临床表现

症状等级	临床表现
轻度症状	血清钠浓度130～135 mmol/L，一般不会出现症状，可表现为不引人注意的注意力不集中
中度症状	血清钠浓度125～129 mmol/L，此时有明显且严重的恶心、意识混乱，伴有疼痛
重度症状	血清钠浓度在48 h内迅速降至125 mmol/L，可发生脑水肿；此时会表现为呕吐、呼吸窘迫、嗜睡、癫痫样发作、昏迷的症状

如若认为每天食盐的推荐摄入量为不超过5 g的意思是0～5 g，因此过于苛刻地限盐甚至不吃盐，就容易引起低钠血症，造成电解质紊乱。对于需要限盐的高血压病患者来说，吃低钠盐不失为一种好方法。但需要注意的是，低钠盐中钾的含量较高，肾脏病患者食用后，摄入的钾不易排出，容易引发高钾血症，所以是否选择低钠盐最好还是咨询专业医生后再进行选择。

第三节　长期吃素可预防心血管疾病

长期吃素可以预防心血管疾病是个误区，其原因有三个。

第一，肉类该吃还是得吃。肉类中含有很多人体的必需营养素，比如一些必需氨基酸、微量元素及维生素。如维生素B$_{12}$，如果长期吃素，维生素B$_{12}$就容易缺乏，从而导致同型半胱氨酸升高，进而会出现动脉粥样硬化；另外，长期不吃鱼、肉类会导致体内的高密度脂蛋白胆固醇下降，高密度脂蛋白胆固醇属于体内的"好"胆固醇，有保护血管的作用，所以它的下降就容易导致动脉粥样硬化的发生。另外，人体的很多必需氨基酸都是从肉类中摄入的，因此长期吃素缺少动物蛋白会造成血管弹性下降，也容易导致动脉粥样硬化斑块的形成。

第二，吃素吃得不科学同样会增加心脑血管疾病风险。吃素分为纯素食和素食两种。

纯素食是完全不摄入动物蛋白，只吃植物类食物。长期如此会造成多种维生素、微量元素的缺乏，从而容易引起缺铁性贫血、消化不良、蛋白质缺乏、记忆力下降和免疫功能降低等问题。

素食是除了植物类食物外还会食用一些奶类和蛋类。本身不爱吃肉类的人群可以选择素食的方式，但是如果仅仅是为了预防心血管疾病，还是应该选择科学合理的饮食结构。

另外，对于炒菜用的植物油，如果用了不科学的烹调手段如高温的煎、炒、炸，会很容易形成反式脂肪酸，反式脂肪酸会增加血管中的垃圾，增加心脑血管疾病的发病风险。

第三，没有绝对不能吃的食物。只有科学合理的饮食结构，才能真正地保护心脏，科学地保护心脑血管。

第四节 "谈肉色变"，吃肉会导致心血管疾病

吃肉会导致心血管疾病，这其实是个误区。

导致心脑血管疾病的原因众说纷纭，提及较多的因素有高血压病，糖尿病、吸烟酗酒、不良的生活方式和遗传等。这里所说的肉类会导致心血管疾病的主要因素是——肉碱，研究表明长期食用高肉碱含量的食物，可能会使我们肠道内的微生物更喜欢肉碱，从而会更喜欢吃肉，循环往复。于是，肉食者体内更容易形

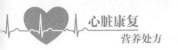
成氧化三甲胺，而氧化三甲胺会造成动脉阻塞。由此导致很多人"谈肉色变"。红肉中的肉碱含量较多，因此心脑血管疾病患者适合吃的肉应以白肉为主，如鸡、鸭、鱼、虾肉等。鱼类尤其是深海鱼，其富含多不饱和脂肪酸、矿物质和维生素，经常食用对降低胆固醇、血脂水平都有益处，甚至有利于减少心脏病的发病风险。

心脑血管疾病患者是可以吃肉的，但是不要多吃，多吃肉会导致低密度脂蛋白胆固醇升高，从而加重动脉粥样硬化和冠心病的患病程度，但过分限制肉类甚至吃素也会导致营养不均衡而增加心血管病的风险。有研究发现素食者的胆固醇水平确实比较低，容易出现因缺乏维生素B_{12}导致的同型半胱氨酸水平增加，从而增加心脑血管疾病的风险。可见吃肉过多和完全不吃肉都会增加心脑血管疾病的发病风险，所以只有科学均衡的饮食结构才是身体健康的保障。根据《中国居民膳食指南（2022）》推荐成年人平均每天建议摄入肉类总量为120～200 g，相当于每周吃鱼2次或300～500 g，畜禽肉类300～500 g。控制好食肉量和红白肉的比例，就不会再"谈肉色变"了。

第五节　不吃含脂肪的食物

脂肪多了对身体不好，所以干脆就不吃含脂肪食物的做法是错误的，长时间不摄取脂肪不仅没有好处反而有害处。

首先，无脂肪的饮食是什么样子的呢？无脂肪饮食就是尽可能不含脂肪，所以饮食中无肉、蛋、奶、油等一切富含脂肪的食物，显而易见这样的饮食结构极为不均衡，没有脂肪和蛋白质，尤其是优质蛋白质的含量也很低，那么为了保证热量就一定是高碳水化合物饮食。长期摄入高碳水化合物的食物可能会导致消化不良、肥胖以及增加患糖尿病、高血压病、心脑血管病等慢性疾病的风险。

其次，作为人体不可缺少的三大宏量营养素之一，脂肪能够为人体提供能量、保护内脏，参与机体代谢活动，其摄入不足的危害不容小觑。

1. 营养不良

脂肪参与人体代谢活动，当脂肪总摄入量不足时，很容易造成营养不良，尤其是老年人，其食物摄入量减少，消化能力衰退，更易出现营养不良的问题。

2. 患湿疹等皮肤病

长期脂肪摄入不足会导致多种必需脂肪酸的缺乏，从而会引起湿疹等皮肤疾病。

3. 代谢能力降低

磷脂本身参与脂肪的转运和代谢，胆固醇是性激素、维生素D的重要合成原料，而植物固醇能够促进脂肪的代谢吸收和利用。长期缺乏上述类脂，人体脂肪代谢会受到阻碍。

4. 维生素缺乏

脂肪摄入不足，尤其是缺乏必需脂肪酸，可引起脂溶性维生素A、维生素D、维生素E、维生素K的缺乏，出现干眼病、夜盲症、骨质疏松等疾病。

最后，要分清好脂肪和坏脂肪（图4-2）：目前公认的坏脂肪多指反式脂肪酸。常见于加工类谷物，如糕点、曲奇等。好脂肪基本指不饱和脂肪酸，分为单不饱和脂肪酸和多不饱和脂肪酸，其进入人体后可起到调节胆固醇水平的作用。通常的脂肪摄入原则是：在控制脂肪总摄入量的前提下，多不饱和脂肪酸、单不饱和脂肪酸和饱和脂肪酸的摄入比例最好控制在1∶1∶1。

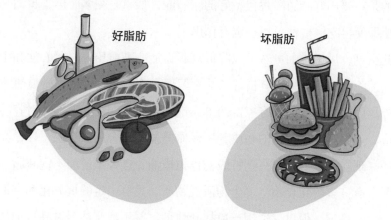

好脂肪　　坏脂肪

图4-2　好脂肪与坏脂肪

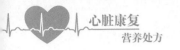

健康科学合理的饮食模式是平衡膳食，因此蛋白质、脂肪和碳水化合物都不能缺少。根据《中国居民膳食指南（2022）》，成年人烹调用油每天摄入量应控制在25～30 g、反式脂肪酸每天摄入量不超过2 g。

第六节　橄榄油可以降低血脂，所有烹调用油都换成橄榄油

橄榄油被认为是迄今所发现的油脂中最适合人体营养的油，可以降低血脂，所以很多人想要用橄榄油代替平时所吃的花生油、色拉油、调和油等，那么所有的烹调用油都换成橄榄油可行吗？答案是否定的。

橄榄油确实是一种比较好的食用油，富含丰富的单不饱和脂肪酸——油酸，还有B族维生素、维生素A、维生素D、维生素E、维生素K及抗氧化物等。单不饱和脂肪酸有一定的抗炎症作用，可以减少血管内的炎症因子，也可以提高体内的高密度脂蛋白胆固醇的水平、降低低密度脂蛋白胆固醇的水平。如果用单不饱和脂肪酸代替膳食中本身的饱和脂肪酸可以减少心血管疾病的发生风险。但这里要注意的是：要用好脂肪酸替代不好的脂肪酸，如果吃很多肥肉、黄油，那么在此基础上即使再吃橄榄油也不一定有作用了。

由此可见，用橄榄油虽然可以降低高脂血症、高血压病、冠心病和中风等疾病的发生风险，但其前提是有良好的饮食习惯，而不是仅仅依靠橄榄油的效果。

另外，因为橄榄油中含有丰富的单不饱和脂肪酸，在高温加热时容易和氧气发生反应，产生对身体有害的物质，所以橄榄油不适合用于高温烹饪，而适合拌凉菜使用。现在市场上可以买到特级初榨橄榄油，这种橄榄油不饱和脂肪酸含量高，同时含有"多酚化合物"等生物活性物质，具有一定的抗氧化和抗炎症的作用，结构比较稳定，但也仅适用于凉拌和快炒，并不适合油温过高、加热时间过

长的烹调方法。

特级初榨橄榄油对健康的益处在各类橄榄油中最突出，而随着橄榄油品级的下降，其对健康的益处也没那么大了，并且要想防治心脑血管疾病，科学合理的膳食结构才是最重要的，食用橄榄油也不过就是锦上添花。

第七节　高胆固醇血症患者不能食用蛋黄

高胆固醇血症患者能不能吃蛋黄？当然可以吃。

首先，我们了解一下鸡蛋的营养成分。鸡蛋是优质蛋白质的来源，其中蛋白质含量为13%左右；脂肪含量10%～15%；碳水化合物含量较低，为1.5%左右；维生素含量丰富，种类齐全，包括B族维生素、维生素A、维生素D、维生素E、维生素K，还有微量的维生素C，但鸡蛋中的维生素含量会受到品种、季节、被饲养的鸡的食物等的影响而略有差异；矿物质含量为1.0%～1.5%，其中磷、钙、铁、锌、硒的含量较高。蛋黄中的脂肪组成以单不饱和脂肪酸为主，占50%左右，磷脂含量也较高，胆固醇主要存在于蛋黄中，约为280 mg，蛋黄中还含有大量的卵磷脂，卵磷脂可增强记忆，改善脑功能，对心血管疾病有防治作用。因此健康人群可根据《中国居民膳食指南（2022）》的建议每人每天食用一个鸡蛋。对于已经发生冠心病的患者应适当控制饮食中胆固醇的摄入，但也不需要丢弃蛋黄，每周可以吃3～5个鸡蛋。

其次，我们了解一下人体血液中的胆固醇。人体血液中的胆固醇主要有两个来源，有70%～80%的胆固醇由肝脏自身合成，被称为内源性胆固醇；而外源性胆固醇就是从饮食中摄取的胆固醇，占总胆固醇的20%～30%（图4-3）。

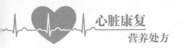

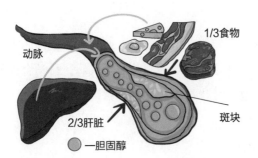

动脉

1/3食物

2/3肝脏

斑块

⬤ —胆固醇

胆固醇的来源：
1. 内源性胆固醇，占70%~80%，由肝脏合成。
2. 外源性胆固醇，占20%~30%，从食物中获取。

图4-3　胆固醇来源

最后，人体是有平衡调节机制的，当体内自身合成的胆固醇达到需要量时，大脑就会发出信号，自动减少对外源性胆固醇的吸收，最后没有被吸收的部分会通过粪便排出体外。

综上所述，胆固醇高的人群依然应该选择健康的平衡膳食，保持健康体重，禁烟限酒，规律运动及作息，而不是严格控制某一种食物。

第八节　每天喝红酒预防心血管疾病

有一种源于中医理论的说法："酒具有活血化瘀，营养保健的作用"。有人认为适量饮酒尤其是红葡萄酒可以活化血管，预防动脉粥样硬化等心血管疾病。

因为葡萄酒中含有白藜芦醇、花青素、丰富的钾、铁等矿物质，还含有果酸、有机酸等营养物质，可以起到抗氧化、抑制血小板聚集、降血脂及修复血管内皮损伤等作用，可以预防或延缓动脉粥样硬化的发展。葡萄酒中的活性成分还可以清除自由基，预防脂肪过氧化。由此得出红葡萄酒可以预防心脑血管疾病的结论。

然而，近年来对酒精类饮品的研究表明：适量的饮酒虽然可以使高密度脂蛋白胆固醇升高，但同时甘油三酯的水平也升高了，由此可见，酒类可预防心血管疾病的说法仍然存在疑问。红葡萄酒虽有益处但毕竟含有酒精，过量摄入酒精是不利于人体健康的，所以建议男性每天饮红酒不超过250 mL，女性不超过150 mL。

事实上，红葡萄酒之所以存在这么多益处基本源于葡萄，所以与其用喝葡萄酒来达到预防或控制心血管疾病的目的，倒不如多吃些葡萄或喝一杯用完整葡萄鲜榨的葡萄汁。近年来对酒精类饮品的研究结果显示，有60种疾病皆与饮酒相关，酒精引起的疾病发病率和死亡率均高于吸烟，因此，自2017年起世界卫生组织已明确反对靠饮酒来预防心血管疾病。面对适量饮酒有益于健康长寿的说法，世界卫生组织说"NO"，并说明世界上每10秒就有一人死于饮酒。

2017年，世界卫生组织提出饮酒越少越好，不喝最好。我们应该从保护健康的角度做出明确的选择，自觉地限量饮酒。对有饮酒习惯的人群建议选择限量饮用葡萄酒。但对于不常喝酒或不喝酒的人群，不要因为任何的保健功能而选择饮酒，酒精对人体而言是弊大于利的。